揭秘肝移植

饶 伟　解 曼◎主编

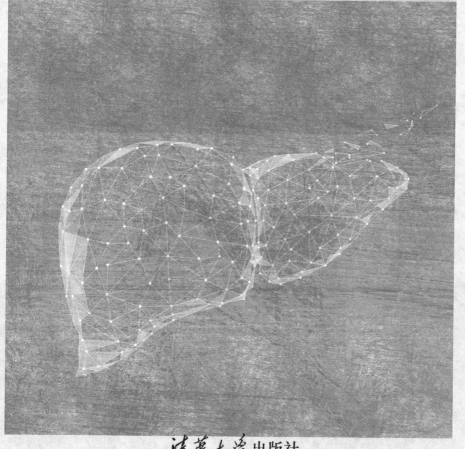

清華大学出版社

北京

内 容 简 介

本书以平实易懂的语句，向大众介绍了肝脏移植相关的医学科普知识，共分为"肝移植的入门知识""肝移植术前应知事宜""器官捐献的基本概况""肝移植受者、家属与联谊会"及"肝移植术后注意事项"等五部分内容。有助于普通大众尤其是肝脏移植受者和家属，对肝脏移植有一个更加全面，科学的认识，是一本非常实用的科普读物。

图书在版编目（CIP）数据

揭秘肝移植 / 饶伟，解曼主编 . —北京：清华大学出版社，2020.2
ISBN 978-7-302-54878-2

Ⅰ.①揭… Ⅱ.①饶… ②解… Ⅲ.①肝移植—普及读物 Ⅳ.① R657.3-49

中国版本图书馆 CIP 数据核字（2020）第 023003 号

责任编辑：孙　宇
封面设计：吴　晋
责任校对：赵丽敏
责任印制：杨　艳

出版发行：清华大学出版社
　　　　　　网　　　址：http://www.tup.com.cn，http://www.wqbook.com
　　　　　　地　　　址：北京清华大学学研大厦 A 座　　　邮　　编：100084
　　　　　　社 总 机：010-62770175　　　邮　　购：010-62786544
　　　　　　投稿与读者服务：010-62776969，c-service@tup.tsinghua.edu.cn
　　　　　　质量反馈：010-62772015，zhiliang@tup.tsinghua.edu.cn
印 装 者：三河市金元印装有限公司
经　　销：全国新华书店
开　　本：145mm×210mm　　　　　**印　张：**6.125　　**字　数：**131 千字
版　　次：2020 年 4 月第 1 版　　　　　**印　次：**2020 年 4 月第 1 次印刷
定　　价：55.00 元

产品编号：084472-01

序 一

我国是肝病大国，肝移植技术的出现给广大终末期肝病患者带来了福音和生的希望。经过了半个多世纪的发展，肝移植手术已被公认为各种终末期肝病的最佳治疗手段，也成为衡量一所医院的医疗实力和综合水平的重要标志之一。目前，我国也已发展成为全球肝移植手术规模仅次于美国的第二大国，但是，对于绝大多数的老百姓或其他非器官移植领域的医务人员而言，肝移植仍然是一门相对"高大上""小众"的学科，还蒙着一层厚厚的面纱，因此，如何提高普通民众、肝移植受者及其家属等非医学专业人士对"肝移植"这一"神秘"学科的认知水平，普及器官移植和器官捐献相关的医学知识，并进一步扩大肝移植的社会影响以造福更多的终末期肝病患者，这无疑也成为了肝移植领域医务人员的责任和义务！

肝移植即"换肝术"，本身就属于一门较为高深和晦涩的学科，而数十年来由我国学者出版的肝移植科普书籍却寥寥无几，普通民众也根本无法获知肝移植的相关信息，导致大部分肝病患者只能通过网络或电视等渠道对肝移植有所认识或呈一知半解的状态，在这种"不利"现状之下，来自青岛大学附属医院器官移植中心的饶伟医生（微信公众号是"和饶医生聊聊肝移植"），在兢兢业业完成肝移植诊治工作的同时，结合自己日常工作中积累的医疗经验，还充分利用业余时间，加班加点，采用网络、微信及公众号等多种方式，积极宣讲，普及器官移植及器官捐献相关的医学知识，并将宝贵的临床经验、肝病及肝移植患者的交流体会与肝移植理论相结合，总结为这本《揭秘肝移植》，无疑是这位年轻医务工作者对我国肝移植科普事业的一大贡献。

作为一名在肝移植领域工作了 20 多年的外科医生，本人也已亲自完成了近 2000 余例的肝移植手术，在该书里，仍然有几篇短小精炼、文采飞扬的文章给我留下了深刻的印象：

首先"肝移植手术包括哪些步骤"，饶伟医生以其突出的观察和总结能力在该文中对一台肝移植手术各个步骤进行了详细描述，足以使得一名门外汉也能对肝移植有一个初步了解。

其次"肝移植受者的众生相有哪些"，任何一名临床一线医生，在其日常工作中，每天都会面对数量众多、各具特点的患者，饶伟医生却结合了自身的工作经历，替众多的肝移植患者描绘了一幅"众生相"，不仅体现了他具有较强的临床观察能力，也证明了他的确是一名心系患者的临床医生。

然后"肝移植术后服药的那些事儿"，肝移植患者术后需要长期服药，的确给各位移友和家属带来了诸多烦恼，他在充分考虑了各种药物的服药注意事项的基础上，结合国人的生活习惯，特意为肝移植受者制定了一份"服药时间安排表"，可见，饶伟医生非常细心和用心。

最后"肝移植受者的'诗和远方'"，对于任何一名肝移植受者及其家属而言，接受肝移植手术，无疑都是一次历经磨难的"涅槃重生"，但是，当真正面对肝移植术后"新生"时，绝大多数的肝移植受者及其家属都还是处于一种"懵懵懂懂、前途未卜"的状态,而饶伟医生所写的这篇文章,则着实为诸多肝移植受者及其家属的术后"新生"描绘了一幅美好的蓝图。

当然,书里还有很多精彩的文章值得认真一读,不过,"一千个读者,就有一千个哈姆雷特",希望该书除了能够给您带来有关器官捐献和肝移植的知识之外,还能够带给您更多的收获和感受。

作为一名在肝移植领域辛勤耕耘工作十余年的年轻专家,饶伟医生结合自身的临床经验,在该书中分别介绍了"肝移植的入门知识""肝移植术前应知事宜""器官捐献的基本概况""肝移植受者、家属与联谊会"以及"肝移植术后注意事项"等五部分内容,尽管篇幅并不大,但所选的每篇文章都具有很强的代表性,都是读者们关心的话题,而且文笔流畅,通俗易懂,可读性强,具有较大的实用性,不单可以作为普通民众(尤其是数千万关心肝脏疾病的读者)了解肝移植知识的科普书,还可以作为肝移植患者及其家属的参考书,更可以作为医学生了解肝移植的入门书。

该书是当前国内少有的一本介绍肝移植常识的科普书籍,如果您想对肝移植这个神秘领域有所了解的话,那就翻阅一下吧,读了以后,肝移植就不再神秘了!

臧运金
青岛大学医疗集团副院长
青岛大学移植医学研究所所长
青岛大学附属医院器官移植中心肝脏病中心主任
2019 年 11 月

序 二

今年的新春佳节异同寻常,由于新型冠状病毒肺炎的出现,既没有了热闹非凡的喜庆团聚,也缺乏传统节日的走亲访友。过节期间,民众积极响应政府的号召,居家闭门读书,以实际行动支持"抗疫之战"。恰逢此时,受老友田字彬教授的委托,为青岛大学附属医院器官移植中心饶伟医生即将付梓的兼具专业性、科普性的新书《揭秘肝移植》做序,尽管自己学医出身,但一出校门就加盟中华医学会,已弃医从文逾三十载,且长期从事内科领域医学期刊的编辑出版工作,虽忝列为医务工作者,但与外科领域鲜有接触。今承蒙饶伟医生不弃,加之田教授盛情难却,笔者只好恭敬从命,尽己所能认真拜读学习,现将自己的读书心得笔录于此,以飨读者。

近数十年,随着人民生活水平的提高,健康保健意识的加强,我国公民的平均寿命得到大幅度提高。与此同时,伴随着医疗技术发展的日新月异,救治病患的手段也日趋多样化和精准化,肝移植就是其中的典型代表。笔者非常敬重的消化界前辈,《中华消化杂志》总编辑许国铭教授和香港中华医学会会长曹世植先生都是通过接受肝移植而延长了生命。然而,愧对五年的医学教育,对肝移植的相关问题所知甚少。有机会提前拜读饶医生的科普佳作,不仅获得了有关肝移植的各种知识,也增进了自己的学识，不失为人生幸事。

　　作为一名专注于肝移植领域并辛勤耕耘十余载的青年才俊，饶医生在这本十余万字的科普著作中，结合自身丰富的临床经验，针对患者及其家属和亲友主要关心的与肝移植密切相关的问题，采用自问自答的形式，给予了深入浅出的回答。作为一本有志于为大众揭秘肝移植奥秘的科普小书，涉及的问题概括起来分为五大方面，分别为肝移植的入门知识，肝移植术前的应知事宜，器官捐献的基本概况，肝移植受者、家属与联谊会及肝移植术后注意事项等。尽管该书的篇幅并不大，但所选的文章都具有较好的代表性和极强的针对性。

　　此书扼要地介绍了肝移植在中国筚路蓝缕的发展之路，肝移植手术的适应证和禁忌证、分类标准、基本步骤和手术效果。针对决定接受肝移植者，作者详细介绍了术前应知事宜，包括如何选择肝移植的类型，肝移植的医疗费用如何，怎样缓解心理压力，如何保持移植后的生活质量等；针对器官捐献者仔细介绍了器官捐献的基础知识和具体流程。作为风险高、创伤大且技术难的典型代表，器官移植手术对任何一名患者而言，都不啻是一次生死未卜的挑战，而对于成功度过这次"命中劫数"的术后者而言，则往往会因为亲身经历了病痛、求医、手术及康复等过程，很容易使整个人在肉体、精神及心理上发生较大变化，除了医者的救治外，他们更需要家人的呵护和亲友的关心。作者不仅对患者及其亲属的所思所想有很深了解，而且以高尚的医德、秉持人道主义的关爱之心，积极向肝移植受者及其家属推荐共度难关的锦囊妙计。本着对肝移植受者负责的态度，书中用了大量篇幅事无巨细地解答了肝移植术后的各种注意事项，从生活起居到药物治疗，以及对接受肝移植者未来"诗和远方"的美好展望。

悬壶济世的杏林大家张孝骞曾言：医学的技巧和医生的爱心是两把利剑。作为一位临床工作异常繁忙的年轻医务人员，饶伟医生胸怀大爱，倾心医学科普事业，实在令人钦佩。据笔者所知，饶伟医生从事肝移植临床一线工作十余年，参与管理终末期肝病、肝移植术前评估及术后随访患者 2000 余例，具有丰富的肝移植术前及术后诊疗经验。他不仅医术精湛，而且临床科研成果颇丰。参编肝移植相关学术专著 3 部，国家级课题立项 2 项，发表专业学术论文近 30 篇，获国家实用新型专利 5 项。尤为可贵的是，他还是一位热心医学科普工作的"网红"。作为全国优秀肝胆疾病咨询专家，他开通"和饶医生聊聊肝移植"的微信公众号，并坚持每周更新，已发表惠及大众的"肝病"及"肝移植"相关文章 300 余篇。

掩卷遐思，笔者不由自主想起董必武先生对雷锋的评价：只做平凡事，皆成巨丽珍。窃以为用这一言辞来赞誉该书"不务正业"的作者恰如其分。有鉴于此，推荐有识之士不妨抽空一阅，定能开卷获益。

游苏宁

中华医学会杂志社原社长兼总编辑

2020 年 2 月

序 三

日前，获悉青岛大学附属医院器官移植中心副主任医师饶伟、消化内科副主任医师解曼主编的《揭秘肝移植》一书即将出版，不日便会与广大"移友"见面，我由衷地感到高兴。因为曾有幸拜读过原稿，获益匪浅，这也是广大肝移植患者及家属们的幸事和福音。

我是一名肝病患者，于2018年8月在青岛大学附属医院接受了肝脏移植手术。出院回家，这本应是令人高兴的事，可我心里非常郁闷和焦虑，因为摆在面前的是堆积的出院结算清单和详细的术后医嘱。手术成功只是重要的前提，术后的康复指导是决定我生命延续的关键。这些药应该怎么服用？我的生命能维持多久？新置换来的肝脏能和我"共存"吗？这一连串的疑问，使我无法入眠。我多么期待有一本书能解答我所有的问题。

该书是饶医生多年临床工作的积累和总结，也是该院器官移植团队的医护人员从若干病例和实际工作中总结的宝贵经验。我学习了每篇文章，感觉该书对肝脏移植相关科普知识做了全面系统地诠释和介绍、包括肝脏移植手术的介绍、什么时候应该做肝脏移植、为什么要做肝脏移植以及肝脏移植后的用药指导和注意事项，防止冲闯的"红线"（饮食注意事项）和容易误踩的"地雷"（用药禁忌）。特别应提到是，该书收录的一篇"诗和远方"文章给了我很大的启示，唤起了我重新面对生活的信心，帮助我放下了思想包袱。术后一年，我重访了祖国的大西北、自驾游历江南半个月，领悟了生命的真谛和意义，使自己肝脏移植术后的生活变得更加丰富多彩、充满欢乐。

　　我非常敬佩并感谢这位年轻的医生将此精粹汇编成书，惠及广大肝脏移植患者，同时，也希望广大"移友"都能从该书中感受到移植术后的温暖阳光。

刘其青

2019 年 12 月

前　言

众所周知，肝脏移植手术，已经成为了各种终末期肝脏疾病的最佳治疗手段，近半个多世纪以来，无数的肝病患者及其家庭都受益于肝脏移植手术而重获新生。然而，鉴于肝脏移植所具有的"高难度、高风险及高投入"等特点，使得这个领域总是保持一种"高高在上"或"曲高和寡"的姿态，而与普通民众相隔甚远，很多肝病患者或家属谈及肝移植时，也都是一副"谈移植色变"的神情，因此，当面对这些对"肝移植"抱有"讳莫如深"或"偏见"的患者时，作为一名在肝移植临床一线工作十余年的医生，不免心中总是会有些惭愧或无奈。为了进一步普及肝移植及器官捐献相关的医学知识，以纠正或解除大家对肝移植的"误解"或"无知"，本人于2017年3月开通微信公众号，即"和饶医生聊聊肝移植"，其主要内容包括肝病和肝移植相关科普知识，医疗环境的个人见解和认知以及针对移友们日常疑问的解答等三个方面，希望能够通过自己的努力，尽量提高大家的"医商"（Medical Quotient，MQ，指人们科学认知疾病和理性处理医疗行为的水平或能力），并最终为营造一个和谐的就医环境做出一点点贡献。

迄今为止，"和饶医生聊聊肝移植"公众号已经陆续更新近3年，间断发表各类医学科普文章300余篇，关注人数

4400余人，大多数都是全国各地的肝移植受者和（或）家属，本人通过不断地发布与肝移植有关的医学科普文章，帮助大家更加全面和科学地了解肝移植及其相关的医学科普知识，也算是在力所能及的范围里为这个美好的社会所做的一些事儿。

本书篇幅不大，但基本概括了有关肝移植的一些基础常识，可以作为普通民众或医学生了解肝移植和器官捐献的一个小窗口。

由于本人才疏学浅以及个人的写作能力有限，书中难免有不足和错漏之处，敬请广大同道和病友批评指正。

饶伟

2019 年 10 月

目　录

肝移植的入门知识有哪些？

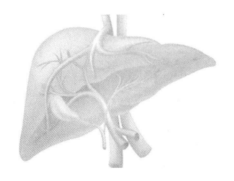

1.1　肝移植在中国的发展之路

2017 年 3 月 4 日，"现代器官移植之父"美国的 Thomas Earl Starzl 教授去世。

1963 年 3 月 1 日，Starzl 教授为一名年仅 3 岁的胆道闭锁男孩实施了第一例人类肝脏移植手术，不幸的是，该次手术未能获得成功（患儿死于术中大出血）。之后，Starzl 教授再接再厉，并于 1967 年 7 月 23 日在美国科罗拉多大学完成了人类第一例临床意义上成功的肝脏移植手术（该患儿术后存活时间超过 1 年，最终死于肿瘤复发），正因为 Starzl 教授在器官移植领域开展了无数的开拓性工作，并取得了令人瞩目的巨大成就，他被器官移植界人士尊称为"现代器官移植之父"！而就在 2019 年 4 月 16 日，被誉为"中国器官移植之父"的武汉同济医院教授夏穗生也与世长辞了！

从 1972 年开始，夏穗生教授和同事们埋首实验室 5 年，开展分解手术 98 次、实施狗的原位肝移植手术 130 次，才使得中国人第一次自主掌握哺乳动物大器官移植的完整手术。1977 年 12 月 30 日，夏穗生教授为一位肝癌晚期的女性患者成功施行了肝移植手术；此后，又为一位男性患者实施了肝移植手术，患者存活了 264 天，创下了当时国内肝移植存活时间最长纪录，由此，中国人体器官移植事业才逐渐起步，夏穗生教授也被尊称为"中国器官移植的拓荒者"!

历经半个多世纪的发展,在无数以 Starzl 教授和夏穗生教授为代表的杰出肝移植医生及医疗团队的不断努力下,肝移植手术已成为一项技术成熟的外科手术,并得以在全世界广泛推广,拯救了无数终末期肝脏疾病患者的生命。

迄今为止,全世界已累计实施了肝移植手术超过50万例,并以每年 30 000 ~ 40 000 例次的速度增加,而且,目前肝移植手术的临床疗效值得肯定,术后 1 年存活率约 90%,5 年存活率约 70%,已被公认为各种急慢性终末期肝脏疾病的最佳治疗手段,逐步成为一项技术成熟的临床常规手术。

在无数肝脏移植专家的共同努力下,我国也逐渐成为肝脏移植国际大家庭中的重要一员,在国际舞台上发挥着越来越重要的作用。目前肝移植在中国的发展之路,可以分为下列五个阶段:

1.1.1 中国肝脏移植发展的临床试验阶段

中国的肝脏移植始于 20 世纪 70 年代。

1972 年起,武汉同济医院器官移植研究所的裘法祖教授和夏穗生教授等肝移植先驱们率先开展了国内狗的肝脏移植动物实验;

1977 年 10 月 21 日,上海第二医学院附属瑞金医院林言箴教授团队施行了国内首例同种异体肝脏移植手术;

1977—1983 年,中国开始了肝脏移植的第一个高潮,有 18 个单位共实施 57 例手术(其中 54 例为晚期肝癌患者),

但因为受到免疫抑制药物、器官保存液、麻醉技术和移植外科技术等因素的制约，90% 的患者在术中或者术后 3 个月死亡，最长的患者存活了 264 天。

1.1.2　中国肝脏移植发展的停滞阶段

1984—1990 年，由于供体缺乏、费用昂贵和预后不佳等多种原因，中国肝脏移植经历了长达 7 年的停滞期。

1.1.3　中国肝脏移植发展的临床应用阶段

20 世纪 90 年代初期，欧美国家肝脏移植技术日趋成熟，新型免疫抑制药物也逐渐得以在临床应用，在此时代背景之下，一大批中国中青年学者自国外学习归来，总结前人的经验教训，借鉴国外的最新研究成果，并组建肝脏移植团队，使得中国的临床肝脏移植又得以发展起来，并形成了天津、武汉、广州、杭州及成都等 5 个较为成熟的肝移植中心，但总体的发展规模都不大。

截至 1999 年，我国一共有 32 个单位施行了肝脏移植 219 例，同时开始出现术后长期存活的病例：1994 年 5 月 10 日，天津市第一中心医院沈中阳教授团队为患者赵某某成功实施了肝移植手术，术后存活时间长达 11 年，成为我国首例长期存活的肝移植受者；1996 年 5 月 22 日，患者张某在上海长征医院由傅志仁教授团队为其完成肝移植手术，并健康存活至今，已超过 23 年，为目前我国存活时间最长的肝移植受者。

进入 21 世纪后，中国的肝脏移植进入了一个新的发展时期，移植数量逐年成倍地增长，临床技术不断成熟，术后生存率接近国外先进水平，可以说步入了飞速发展的临床应用阶段，掀起了中国临床肝脏移植的第二次高潮。

1999 年、2000 年和 2001 年，我国分别施行了肝移植手术 118、254、486 例次，到 2001 年，中国肝移植注册中心（China Liver Transplantation Register，CLTR）的肝移植数量统计，已累计 996 例次，并且，临床上逐渐出现了一些新的突破，比如：

1995 年 1 月 5 日，南京医科大学附属医院王学浩教授完成了国内第一例夫妻间活体肝移植手术。

1996 年 7 月 8 日，中山大学附属第一医院黄洁夫教授、何晓顺教授和陈规划教授成功开展了国内首例肝 – 肾联合移植手术。

2005 年和 2006 年，在天津市第一中心医院东方器官移植中心，沈中阳教授率领的器官移植团队连续两年创造了年度肝移植手术量超过 600 例的世界纪录，成为全球规模最大的肝移植中心之一。

2005 年，中国肝脏移植例数达 2970 例，截至 2006 年，中国的年度肝移植例数已达 3000 余例，其规模已居全球第二位，肝脏移植技术和临床疗效也已接近国际水平，肝移植手术也真正被广泛运用于临床患者。

1.1.4 中国肝脏移植发展的临床规范阶段

2006 年之后，由于国内医疗机构的器官移植技术水平良莠不齐，为了进一步规范国内器官移植的行业制度，我国卫生管理部门对国内各大器官移植中心进行了法制化管理，我国肝脏移植发展也由此逐步进入了临床规范阶段。

自 2007 年 5 月 1 日起，中国首部《人体器官移植条例》正式实施，2007 年 6 月，卫生部出台相关配套规范，并在全国审核通过 164 家"准入制"器官移植医院，标志着中国器官移植事业向法制化、规范化迈出关键一步。

截至 2019 年 3 月，全国共有 102 家具有实施肝移植手术资质的器官移植中心，肝移植中心数量排名前 4 位的省份依次为北京（17 所）、广东（10 所）、上海（9 所）和山东（8 所）。

1.1.5　中国肝脏移植发展——公民逝世后器官捐献（DCD）阶段

自 2015 年 1 月 1 日起，我国全面禁止使用死囚器官进行器官移植，并大力开展公民逝世后器官捐献（Donation after Citizens' Death，DCD）工作，在全社会的推动和全国人民的大力支持下，我国的人体器官自愿无偿捐献工作发展迅速，并取得了巨大的成就：截至 2019 年 3 月 28 日，中国红十字会 – 中国人体器官捐献管理中心数据显示，全国已登记器官捐献志愿者 1 667 609 人，成功实现捐献 22 899 例，已救治器官衰竭患者 65 337 名，我国每百万人口年捐献率已从 2010 年的 0.03 升至 2018 年的 4.53，年捐献量位居世界第二位。

更为重要的是，之前我国因使用死囚器官以完成器官移植手术的做法，使国内器官移植工作者在国际器官移植大家庭中面临着极大的压力，而近年来的全国性公民逝世后器官捐献发展浪潮已经彻底地扭转了这种不利局面。2017年2月7日—8日，在梵蒂冈举行的由梵蒂冈教皇科学院举办的"反对器官贩卖全球峰会"上，中国人体器官捐献与移植委员会主席黄洁夫应邀出席，并向世界各国分享了中国器官捐献与移植管理的方案，介绍了中国模式，发出了中国声音，得到与会人员的普遍赞誉。

可以看出，在国家政府、社会公益组织、器官移植专家及无数爱心人士的共同努力下，我国器官移植及公民逝世后器官捐献事业正呈现着一种欣欣向荣、蒸蒸日上的发展势头。

1.2 肝移植手术包括哪些步骤?

所谓的肝脏移植手术,就是用"功能正常的肝脏"(供肝)通过外科技术替换掉"失去功能的肝脏"(病肝)的手术,简言之,"换肝术"。

其中,自愿捐献"功能正常的肝脏"的人,被称为"供者",用于移植的那枚"肝脏",则被称为"供肝"或"供体",而那位拥有"已失去功能的肝脏"的人,则被称为"受者"。

一般的外科手术,通常指利用外科技术去除影响机体健康的因素,如肿瘤外科,胸外科,产科等;或修复影响机体健康的因素,如骨科、创伤外科等,器官移植手术区别于其他外科手术的本质在于,必须提供新的器官(肝移植、肺移植、肾移植、心脏移植等)、组织(皮肤移植、骨移植、角膜移植等)或细胞(造血干细胞移植、胰岛细胞移植、胚胎细胞移植等),并且有一个"替换"("移"旧"植"新)的过程。当然,肝移植手术中,用来替换的器官就是"肝脏"了。

那么,肝移植的手术过程,具体包括哪些步骤呢?

下面,就以经典原位全肝肝移植为例,向大家介绍一下肝脏移植手术的具体步骤,一般来说,肝脏移植手术包括以下五步:

1.2.1 游离病肝

之所以患者需要接受肝脏移植，就是因为体内的肝脏（病肝）已经无法维持机体的正常运转（如出现上消化道出血、肝性脑病或重度黄疸等肝功能失代偿期表现）或存在严重影响生命安全的致病因素（如巨大肝包虫病及肝多发囊肿等随时可导致严重后果的肝脏良性肿瘤疾病或肝脏恶性肿瘤），因此，肝脏移植手术的第一步是游离病肝，以准备切除并迎接功能更好的新肝。

患者在接受全身麻醉后，医生会先进行腹部消毒，切开皮层（一般为"人"字形，俗称"Benz"切口），并予以支架固定好皮肤切口，充分暴露腹腔；然后逐步分离、切断和修整与肝相连的各种韧带、动静脉血管、胆管和其他组织，等待切除病肝（俗称"下肝"）。

实际上，由于终末期肝病患者往往伴随着凝血功能障碍、血小板水平偏低及低白蛋白血症等并发症，使得"游离病肝"的实际手术操作还是很困难的，也充分体现着一位肝移植外科医生的肝脏解剖学及外科基本功水平，比如：水平高的医生就是艺术家，思路清晰，"指哪打哪"，解剖层次清楚，手术过程行云流水，手术视野干干净净。

总而言之，"游离病肝"的目的就是，既要把病肝跟腹腔的其他器官和组织都彻底分离开，又要最小程度地减少对机体的损伤（如尽量少出血或不出血，尽量缩短手术时间以及避免造成胃漏或肠漏等额外损伤等）。

1.2.2　获取及修整供肝

　　获取及修整供肝过程类似于游离并切除"病肝"，但其根本区别在于获取供肝时还需要有一个"供肝灌注"的过程（供肝灌注的质量高低，在很大程度上也将决定移植术后供肝功能的恢复以及术后血管并发症或胆道并发症的发生率等）。因此，移植医生需要在保证供肝灌注质量的同时（保证足够的灌注压力和灌注量，以及尽可能缩短供肝的冷/热缺血时间），还需要完整的获取并修整供肝（既不能破坏之后所需的重要血管以免影响供肝的血管重建，也不能漏扎不需要的血管分支以免造成血流重新开放后导致的额外出血），即将其相关血管、胆管等组织游离并修剪干净，以确保供肝的血管和胆道能够与受体体内相关管路相吻合（关键在于管径的粗细以及长短程度等等），必要时，可能还需要将供肝"减去"一部分以适应较小体积的受者（如减体积肝移植或活体肝移植）。

　　随着公民逝世后器官捐献供体的增多及获取经验的逐渐积累和发展，供肝获取及修整的整体难度较前已经有了很大程度的降低，比如获取环境较前明显改善，获取供肝的时间也不如以前那么紧迫了，在经验丰富的肝脏移植中心，肝移植医生往往可以做到在手术室内从容地获取供体，并做到在供体被修整好的同时，受体那边就已经游离好病肝并可以准备植入新肝了，其根本目的就是在最大程度上减少冷/热缺血时间对供肝质量的影响，从而改善移植受者的预后。

　　但是，由于临床上仍然不能避免一些边缘性供体的使用，因此，如何改善供体的质量依旧是肝脏移植领域的研究热点和难点之一。

1.2.3 切除病肝

当供肝修整完毕并等待被植入的同时，负责受体手术的医生就可以进行病肝切除了，即迅速离断病肝与受体之间的所有组织结构，主要包括肝上下腔静脉、肝下下腔静脉及门静脉（肝动脉及胆道往往在游离病肝的过程中就已经被离断了，毕竟病肝已经要被切除了，短时间的胆汁淤积或肝动脉闭塞所造成的肝功能恶化对全身的影响不会太大；而门静脉和下腔静脉则不同，一旦过早离断，对全身的血液循环、水电解质和酸碱平衡都将造成严重影响）。

在"切除病肝"到"植入新肝"之间的手术时期，被称为"无肝期"，在这个阶段，由于病肝已被切除，而新肝尚未被植入体内，机体属于"彻底失去肝脏"的特殊时期，机体的内环境也最容易出现问题，如酸中毒、低血压、心律失常及电解质紊乱等严重的手术并发症，因此，外科医生需要在最短的时间内将供肝植入体内并重新恢复供肝血流，以便缩短"无肝期"时间及减少"无肝期"对机体及供肝质量的影响。

近年来，何晓顺教授团队首创的"无缺血肝移植技术"极大地克服了"传统供肝获取时供肝缺血再灌注性损伤"的"痼疾"，并已在临床上得以验证并得到国际公认，成为了近年来我国肝脏移植事业的重大突破之一！

1.2.4 植入新肝

一旦病肝已经完全从机体内离断并被切除，随着主刀医生的一声令下"上肝"，整个手术室就将直接进入"一级战备"状态。全体手术组成员，包括外科医生、麻醉师及护士，都呈高度集中状态，一切以主刀医生的命令为准，其余人员均需无条件地配合主刀医生，而主刀医生则要尽快修整好供肝的血管断端，并将相应血管进行一一吻合。完成肝上下腔静脉、肝下下腔静脉、门静脉及肝动脉等四处大血管的吻合一般需要30～60分钟，如遇到变异血管的话，则需进行血管重建，耗费的时间也将更长。这些操作都是为了尽快恢复供肝的血流循环。此处的手术操作是肝脏移植手术的核心步骤，既要保证吻合口足够严密不出血，又要精确判断吻合血管的口径匹配程度及长短程度以避免出现吻合口狭窄和扭转，还需要尽量确保"一次性"成功，一般都是由该中心最具肝移植手术经验的移植外科医生完成。因为，一旦吻合失败可能导致大量出血而需要进行重新吻合或"补针"，无形中就延长了"无肝期"时间，甚至还可能需要切除吻合失败的血管部位而使得血管吻合难度进一步加大。

那么，我国究竟有多少位这种"精英"呢？据推算，目前我国具有开展肝移植手术资质的医院只有102家，每年完成肝移植手术的数量约6000例，而年完成例数前十名的医院就占近3000例，因此，保守估计的话，全国应该只有两百余人能够独立完成肝移植手术，而即使乐观估计的话，应该也不超过

500 人，真可谓"稀缺"人才啊！

1.2.5 胆道吻合及其他

当供肝的大血管都已经被重新吻合并恢复血流后，机体就算是与新肝"融为一体"了，剩下的工作就是胆道吻合、止血、留置引流管及关腹等后续工作。在这个阶段中，由于新肝已经接受了来自机体的新鲜血液灌注，并将逐渐发挥肝脏的应有功能（如分泌胆汁、合成凝血因子等），患者的内环境将逐渐趋于稳定。不过，这个过程也是十分重要的，因为一旦这个环节处理不当的话，则容易出现患者在术后早期就因"胆漏"或"腹腔出血"等并发症而重返手术台的"二进宫"事件（而"二进宫"概率的大小，其实也是体现该中心肝脏移植整体水平的重要指标之一）。

以上就是整个肝脏移植手术的基本步骤，尽管肝移植手术已经属于比较成熟的外科手术，但大家也可以看出来，肝移植手术仍然是"处处是坑儿""时时有绊儿"，一不小心，就可能出现各式各样的手术相关并发症，从而影响到整个手术效果甚至危及患者生命。也正因为此，是否能够开展肝脏移植手术，才会被认为是衡量一家医院医疗水平的重要指标。

此外，一般来说，肝移植受者从住院到出院的整个住院期间，可以分为术前评估和维持、外科手术、重症监护和术后复原等四个阶段，而出院之后，则进入院外随访期。

（1）术前评估和维持阶段：指准备接受肝脏移植手术的受者在肝移植手术之前接受全面评估和维持治疗的阶段。

（2）外科手术阶段：指受者接受肝移植外科手术的阶段，其中包括受者的病肝切除手术、供肝的修整手术和供肝的植入手术（包括无肝期和新肝期）。

（3）重症监护阶段：指肝移植手术后受者接受重症监护治疗直至生命体征平稳而转出重症监护室的阶段。

（4）术后复原阶段：指受者从重症监护治疗结束后的院内维持治疗阶段。

（5）院外随访阶段：指受者出院之后于门诊定期复查接受监测治疗的阶段。

其中前三个阶段，大家可以理解为肝移植"围手术期"（当然，从专业角度讲，围手术期指从确定手术治疗时间起，直到与这次手术有关的治疗基本结束为止，时间在术前 5 ～ 7 天至术后 7 ～ 12 天），而术后复原及院外随访期则可理解为肝移植"术后康复期"。

1.3 肝移植手术是如何分类的?

大家都已经知道，肝移植手术已经成为一项技术成熟的外科手术，并挽救了数十万名终末期肝病患者的生命。根据手术方式、供体类型、供体利用顺序及手术中包含器官种类及数量等分类方式的不同，肝移植手术分为以下类型：

（1）按照供肝种族来源不同，即按供肝是否来源于人类，可分为同种肝移植术和异种肝移植术。前者是目前常说的肝移植手术，指供肝来源于人类；后者则指供肝来源于非人类物种，如猪、猴等哺乳类动物，目前尚处于动物试验阶段，并未在临床得以推广。随着生物技术、医疗水平及医学伦理等相关学科的不断发展和提高，动物来源的供体或许会在不远的未来取代人类来源的供体，到那时，供体来源短缺的问题就将彻底解决，换"肝"手术就真正成为"换零件"的手术了。

（2）按照供肝来源途径不同，可分为异体供肝肝移植（指利用来自于他人的供肝所完成的肝移植手术）和自体供肝肝移植（指术者利用肝移植技术先将病肝切除，后于台下将肝脏上的病灶切除，再将剩余肝脏植入原肝部位的肝移植手术，因"供肝"来源于患者自身，故称之为自体肝移植）。而异体供肝肝移植又可分为尸体异体肝移植（供肝来源于死因）、活体异体肝移植（供肝来源于近亲属）及器官捐献供肝异体肝移植（供肝来源于器官捐献者）。其中，尸体异体肝移植已被我国彻底废除了，另两种肝移植手术类型则是目前国内仅有的两种手术类型。

（3）按照供肝被植入的部位不同，可分为原位肝移植术（病肝被完整或部分切除，供肝被植入在病肝原本所在的解剖学位置，即右上腹部或内脏转位者的左上腹部）和异位肝移植术（保留受体病肝，而供肝被植入在腹腔内的其他位置，如脾窝、髂窝、盆腔或脊柱旁等部位）。

（4）按照供肝的下腔静脉与受体下腔静脉的吻合方式不同，可分为经典肝移植（供肝下腔静脉与受体下腔静脉呈端端吻合）与背驮式肝移植（供肝下腔静脉与受体下腔静脉呈端侧吻合，这样的话，供肝就"趴"在受体下腔静脉上面，使得受体"背"着供肝而呈"背驮状"，故得名）。

（5）按照供肝体积不同，可分为全肝肝移植（供肝为一个完整的肝脏）、减体积肝移植（由于部分供肝体积太大而受体腹腔体积相对较小，出于安全考虑，术者需要先"减掉"供肝的一部分，只使用剩下的部分肝脏所完成的肝移植手术）和劈裂式 / 劈离式肝移植（供肝被劈离成 2 ～ 3 个部分供肝，并分别被植入 2 ～ 3 个患者体内的肝移植手术。劈离式肝移植术在明显扩大供体来源的同时，也对术者的肝移植外科技术提出了更高的要求）。

（6）按照供肝利用顺序不同，可分为单纯式肝移植（临床最常见，即术中所切除的病肝被作为病理标本处理而不再被临床利用的肝移植手术）和多米诺式肝移植（临床较少见，限于部分遗传性 / 代谢性疾病的患者，即术中所切除的病肝可再被作为供肝而被植入另一个患者体内的肝移植手术,该过程类似于"多米诺骨牌"效应,故而称之为多米诺式肝移植)。

(7)按照供肝数量不同,可分为单一供肝肝移植(临床最常见,即术中受者只接受了一个或一部分供肝的肝移植手术)和双供肝肝移植(临床较为少见,即受者接受了两个来源不同的供肝而完成的肝移植手术,对肝移植外科技术要求极高,多见于任何一个单个供肝的体积都不足以满足受体的需要,而同时又能够获得两个相对较小的供肝的临床情况,目前只有少数器官移植中心开展过此类手术)。

(8)按照肝移植手术过程中是否采用体外静脉转流技术,可分为静脉转流式肝移植手术(手术过程中采用了体外静脉转流技术的肝移植手术,该术式多见于外科技术及麻醉技术尚不成熟的肝移植早期阶段,目前已较少使用,多用于预计手术时间较长、术中出血量较多、心脏和肾脏耐受能力欠佳的患者)和静脉非转流式肝移植手术(手术过程中未采用体外静脉转流技术的肝移植手术,随着外科技术及麻醉技术的日益成熟,该术式已成为目前临床上的主流肝移植术式)。

(9)按照器官类型不同,可分为单一肝移植手术(临床最常见,即受者只接受肝脏单一器官移植的肝移植手术)、肝 – 肾联合移植(患者同时接受肝脏移植手术及肾脏移植手术)、肝 – 小肠联合移植(患者同时接受肝脏移植手术及小肠移植手术)、多器官簇移植(指患者同时接受腹腔内或腹膜外 3 个或 3 个以上在解剖和功能上相互关联的脏器,并以整块呈一串器官簇方式移植,具有器官功能替代全面和保持移植器官间正常解剖生理结构特征的脏器群体移植手术,如肝、胰、十二指肠联合移植等，由于被移植的多个脏器作为一个整体拥有共同的动脉 / 静脉通道，类似于一簇共干的葡萄，故称之为多器官簇移植）。

（10）按照病肝被切除的程度不同，可分为单纯肝移植手术（临床最常见，即术中受者的病肝被完整切除的肝移植手术，因此，也只能是原位肝移植手术）和辅助式肝移植手术（临床较为少见，即术中受者的病肝未被切除或被部分切除，而同时接受供肝移植的肝移植手术）。后者又可按供肝被植入的部位不同而分为原位辅助式肝移植手术（供肝被植入原病肝所在位置的原位辅助式肝移植手术）和异位辅助式肝移植手术（供肝被植入在腹腔内其他位置的辅助式肝移植手术，如脾窝、髂窝、盆腔或脊柱旁等部位）。

（11）按照受体年龄不同，可分为儿童肝移植（受体年龄＜ 18 岁）和成人肝移植（受体年龄≥ 18 岁，若年龄≥ 60 岁，则又可称为老年肝移植）。

通过上面的介绍，大家应该知道，如果按照严格意义上的肝移植手术分类方式，临床上常见的肝移植手术，其完整名称应该是"同种异体经典原位非静脉转流单一器官捐献供肝单纯全肝成人肝移植手术"，是不是很复杂？不过，这就是学术和通俗的区别。

正如达·芬奇所说，简单是终极的复杂。为了方便大家记忆、学术交流和医学知识的普及，还是都统一称之为"肝脏移植手术"，或者"换肝术"亦可！

1.4　哪些人需要考虑肝移植?

　　在我国这个肝病大国中，据报道，估计每年有 40 万人死于各种肝病引发的并发症，有将近 700 万人因严重肝脏疾病和癌症发病风险需要紧急治疗。对于这些时刻处于病魔威胁之中的患者来说，是否需要接受肝移植，确实是一个严重困扰他们自身以及家庭成员的大难题。而对于肝移植医生来说，则是意味着"到底哪些患者需要做肝移植？"即"肝移植的适应证有哪些"的问题。

　　言归正传，首先解释一下，什么是适应证?

　　适应证：是医学书刊和药品说明书中常用的词语，指适合于采用某一治疗措施的疾病或情况。下面要给大家介绍的就是，适合于"肝脏移植手术"这一治疗措施的疾病，即有哪些疾病是需要接受肝脏移植手术治疗。

　　在"美国肝病学会"和"美国移植学会"联合发布的《成人肝移植评估实践指南（2012 年）》中提到，肝移植适应证即：严重的急性或晚期慢性肝病用其他内、外科方法无法治愈，且预计在短期内（6～12 个月）无法避免死亡者，如部分肝癌患者和出现一种或多种相关并发症的肝硬化患者，如：腹水、肝性脑病、肝肾综合征、自发性腹膜炎、食管静脉曲张破裂出血或肝细胞功能障碍导致终末期肝病模型（Model of End-stage

Liver Diseases，MELD）评分 ≥ 15 分等，都应该考虑接受肝移植评估（尚需除外肝移植禁忌证才行）。

在《2018 中国肝脏移植医疗质量报告（CLTR）》中，根据肝病的良恶性、主要受累的部位、先天或后天发生、是否由病原微生物引起等，成人肝移植的适应证可大致分为以下几类：

（1）非致病性微生物引起的肝实质性疾病。包括：酒精性肝硬化、药物及化学毒物等所致的急 / 慢性肝功能衰竭，先天性肝纤维化，巨大肝囊肿，布 – 加综合征，严重难复性外伤，自身免疫性肝炎等。

（2）各种致病微生物引起的各类肝炎及肝硬化致肝功能衰竭和门静脉高压症。包括：乙型肝炎病毒（Hepatitis B Virus，HBV）和丙型肝炎病毒（Hepatitis C Virus，HCV）所致的急 / 慢性重型肝炎、肝硬化，血吸虫病，肝包虫病等，其中 HBV 感染相关的急慢性重型肝炎、肝硬化、肝功能衰竭是目前我国最多见的肝移植适应证。据《2018 中国肝脏移植医疗质量报告（CLTR）》统计，在 2018 年完成的 5222 例成人肝移植手术中，因乙肝相关性疾病接受肝移植手术的患者比例高达 71.25%。

（3）先天性代谢障碍性疾病。包括：威尔逊病 / 铜代谢障碍性疾病、糖原累积症、高氨血症、抗胰蛋白酶缺乏症等。此类疾病，患者由于出现某种基因突变，使得体内物质代谢异常，从而导致患者早年夭折或发育异常，是小儿肝移植中较多见的适应证。

（4）胆汁淤积性疾病。包括胆道闭锁、原发性胆汁性胆管炎、原发性硬化性胆管炎、卡洛里氏综合征、先天性肝内胆管发育不良症、家族性胆汁淤积症和继发性胆汁性肝硬化等。

据《2018 中国肝脏移植医疗质量报告（CLTR）》统计，在 2018 年完成的 1054 例儿童肝移植手术中，因胆道闭锁接受肝移植手术的患者比例高达 77.13%。

（5）肝脏肿瘤：肝脏恶性肿瘤无肝外转移及大血管侵犯时。那么，哪些肝癌患者，适合接受肝移植手术呢？

由于肝脏恶性肿瘤可以被认为是一种"特殊"的"终末期肝脏疾病"，使得在临床工作中，经常会有患者或朋友向肝移植医生提出类似下列的疑问："肝癌患者到底应不应该做肝移植""肝癌患者做完肝移植的预后怎么样"以及"什么样的肝癌患者适合做肝移植？"其实，这些也都是有关"肝癌肝移植适应证"的问题。

据《2015 中国肝移植注册年度科学报告（CLTR）》可知，成人肝移植受者的诊断中，肝脏恶性肿瘤的比例高达 40.5%，包括有症状肝癌、无症状肝癌、肝切除术后肝癌复发及肝癌介入术后等多种情况。而到了 2018 年，在成人肝移植受者中，肝脏恶性肿瘤的比例已经升高至 45.29% 了。

但是，并不是所有的肝癌患者都适合接受肝脏移植手术的，这是因为：

首先，尽管肝移植可以最大限度地去除肝癌的原发病灶，但与肝部分切除术和射频消融术等肝癌根治性手段相比，其术后长期服用免疫抑制剂并不利于肝癌的预防和治疗，甚至有可能导致肝癌复发的概率升高（这也是限制肝癌肝移植发展的主要原因之一）；

其次，对于那些没有明显的肝硬化且肿瘤分期较早的肝癌患者而言，肝部分切除术和射频消融术也能获得与肝移植手术类似的效果。因此，其性价比更高（比如，患者的手术风险更低，医疗费用更少及住院时间更短等）；

最后，对于肿瘤分期较晚的肝癌患者而言，即使接受了肝移植手术也无法获得理想的临床预后，因此，为晚期肝癌患者施行肝移植的做法，是有悖于正常的伦理学规范的。因为，在一般情况下，极其宝贵的供体资源理应被用于挽救一个术后预期效果更好的患者（如良性肝病或早期肝癌患者）。

因此，肝癌肝移植领域需要设立科学的肝癌肝移植标准，以指导肝移植医生开展临床工作，既使得肝移植手术能够挽救更多的肝癌患者，又不浪费宝贵的供体资源。

下面，就介绍一下国内外所公认的，也是在临床上最为常用的三种肝癌肝移植标准！

（1）Milan 标准

1996 年，著名的国际肝移植专家，来自意大利的 Mazzaferro 教授在《新英格兰医学杂志》（*the New England Journal of Medicine*，国际上最著名、影响力最大的医学专业期刊之一）发表的一项研究中，首次提出了一项肝癌受者接受肝移植的"筛选标准"，即著名的"Milan 标准"：单个肿瘤直径 ≤ 5cm，或多发肿瘤数目 ≤ 3 个且最大直径 ≤ 3cm，不伴有血管及淋巴结的侵犯。由于当时 Mazzaferro 教授正就职于意大利米兰市（Milan）的国立肿瘤研究所，因此，学术界就将这国际上首个被公认的肝癌肝移植标准命名为"Milan 标准"，并延用至今。

在此项纳入 48 例肝癌患者的临床研究中，符合"Milan 标准"的肝癌患者肝移植术后 4 年肝癌复发率仅为 8%，且术后 4 年总体生存率和无瘤生存率分别为 85% 和 92%，而超出这个标准的肝癌患者组，则只有 50% 和 59%，充分体现和证实了，在那些存在小肝癌而又无法手术切除的肝硬化受者中，肝移植手术具有十分显著的应用优势和令人满意的治疗效果。

在 Milan 标准提出之后，由于其临床操作性较强（只需要考虑肝癌的体积大小以及肿瘤数量），全世界的肝移植学者都纷纷以此作为肝移植纳入标准（即肝癌肝移植的"准入门槛"），对"针对性"的肝癌受者进行肝移植手术，结果也都证实了"Milan 标准"具有良好的临床效果。

不过，随着临床经验的不断积累，"Milan 标准"也被发现存在诸多不足：

首先，Milan 标准过于严格，应该与该项研究的纳入标准有关，仅限于无法切除的小肝癌，且伴有肝硬化，有一部分能够获得良好治疗效果的肝癌患者就会被排除在外而无法接受肝脏移植手术；

其次，由于该研究的样本量偏少，仅 48 例，而在科学研究中，样本量也是影响研究结果的最为重要的因素之一，样本量越大，所得结论的可信度将更高，反之，则越低。

最后，该标准也并未纳入肝癌生物学特征等方面的因素，比如说血管侵犯、淋巴转移、肿瘤的分级以及特征性肿瘤标志物（如甲胎蛋白，α-fetal Protein，AFP）等。

因此，以上诸多弊端也就造成了"Milan 标准"在肝癌肝移植的临床应用与预后判断方面不够全面和科学，仍然存在一定的局限性和较大的改进空间。

（2）UCSF 标准

正因为 Milan 标准在临床应用上仍存在一定的缺陷和不足，无数的肝移植学者也一直在努力寻找更为科学的肝癌肝移植纳入标准。终于，在 2001 年，来自美国加州大学旧金山分校（University of California, San Francisco，UCSF）的以 Francis Y.Yao 教授为首的研究团队取得了突破性的进展，该研究对"Milan 标准"进行了更大范围的拓展，并提出了新的肝癌肝移植标准，即所谓的"加州旧金山分校（UCSF）标准"：单个肿瘤直径 ≤ 6.5cm，或多发肿瘤数目 ≤ 3 个且每个肿瘤直径均 ≤ 4.5cm、所有肿瘤直径总和 ≤ 8cm，且不伴有血管及淋巴结的侵犯。

在此项包含 70 例肝癌肝移植患者的研究证实，符合"UCSF 标准"的患者的 1 年和 5 年术后存活率分别为 90% 和 75.2%，而超出该标准的患者的 1 年存活率仅为 50%。

由于该项研究进一步扩大了肝癌肝移植受者的"准入门槛"（与"Milan 标准"相比，符合"UCSF 标准"的肝癌肝移植患者的预后并未变得更差），使得更多的肝癌肝移植患者获益于肝移植手术。同时，该标准也得到了很多大样本临床研究的支持，截至目前，"UCSF 标准"仍然是国际上公认的并被广泛接受的肝癌肝移植纳入标准之一。

（3）杭州标准

如上文所述，对于肝切除术后或肝移植术后的肝癌受者而言，原发肿瘤的生物学特征（如血管侵犯、淋巴转移、肿瘤的分级以及特征性肿瘤标志物等）对其术后复发具有重要的影响。因此，作为肝癌肝移植的纳入标准，"Milan 标准"和"UCSF

标准"都存在一定的缺陷和不足。

　　而在 2008 年，来自我国郑树森院士团队的临床研究则填补了这项空白，进一步完善和拓展了肝癌肝移植纳入标准，创建了适合中国肝癌肝移植受体选择的"杭州标准"：累计肿瘤直径 ≤ 8cm，或累计肿瘤直径 > 8cm，但术前血清甲胎蛋白 ≤ 400ng/ml，且肿瘤组织学分级为高分化或中分化。

　　该团队纳入了国际上最大样本量乙肝相关性肝癌肝移植病例进行分析（共纳入 6000 余名患者），证明了与传统的"Milan 标准"相比，如果采用"杭州标准"对肝癌肝移植患者进行筛选的话，患者术后 5 年总体生存率可达到 72.5%，而且，肝移植的受益人群也增加 51.5%。

　　由此可见，"杭州标准"进一步扩大了肝癌肝移植的直径范围，并增加血清甲胎蛋白和肿瘤组织学分级作为筛选指标，在不影响患者移植后生存率的情况下，扩大了肝癌肝移植受体入选范围，降低了术后肿瘤复发的危险，让更多原本无法进行手术的肝癌患者有了生存的机会。因此，"杭州标准"也已成为国际学术界广泛认可的"国际标准"。

　　大家可以发现，随着肝癌肝移植的不断研究和发展，其纳入标准也变得越来越科学和全面，说明肝移植这项手术可以使得越来越多的肝癌受者受益。此外，鉴于近年来越来越多针对肝癌的新型治疗方法和药物都得到了发展和突破，相信人类攻克肝癌这一"癌中之王"的目标必将在不久的将来得以实现！

1.5   哪些人不能接受肝移植？

之前，已经介绍过"肝脏移植的适应证"了，但是，是不是所有符合适应证的患者都能够接受肝移植手术呢？显然不是，"需不需要做肝移植"和"能不能做肝移植"是两个截然不同的问题，前者涉及的是"是否符合肝脏移植手术的适应证"的相关内容，而后者则是回答"肝脏移植手术的禁忌证是哪些"的问题，即"哪些人，不能接受肝移植呢？"

所谓"禁忌证"，指不适于采用某种治疗措施的疾病或情况，或采用相关治疗后反而不利于患者健康的疾病或情况。因此，肝移植的禁忌证指那些不适合采取肝移植手术治疗的病情或情况。

之所以有禁忌证一说，是因为肝脏移植手术是一项不仅需要耗费巨大医疗资源，具有极高的手术风险，同时还涉及伦理学及社会学等多方面因素的外科手术。所以，每一台肝脏移植手术都需要移植专家对患者的病情进行科学而全面的医学及伦理学等多学科评估，并认为患者的病情确实既符合肝移植手术的适应证（即患者存在接受肝移植的必要条件），又不存在肝移植禁忌证（即肝移植手术可使患者更加获益），只有在满足这种前提之下，方能对患者实施肝移植手术。

目前，国内外普遍公认的肝移植绝对禁忌证包括以下情况：

（1）肝外存在难以根治的恶性肿瘤：包括两方面含义，一方面，肝脏移植手术疾病治疗范围仅限于肝脏相关性疾病，如果患者除肝脏以外仍存在难以根治的恶性肿瘤，那么，肝脏移植手术也就只能"治标不治本"，而对患者的整体健康或远期预后无济于事，所以，应属于禁忌证；另一方面，如果肝外肿瘤属于可以根治的恶性肿瘤，那么，还是可以接受肝脏移植的，则不属于禁忌证，临床上最常见的就是结直肠肿瘤肝脏转移（因为结直肠肿瘤对放化疗比较敏感，使得结肠癌根治术后出现肝脏肿瘤转移的患者在接受肝移植手术之后，仍可获得令人满意的预后）；

（2）存在难以控制的感染（包括细菌、真菌及病毒等感染）：这是由于肝脏移植手术之后患者都需要接受大剂量、长时间的免疫抑制治疗，使得自身免疫力显著下降，在这种情况下，若患者术前就存在难以控制的感染，术后的感染情况势必更加凶猛，更加难于控制，从而大大提高肝移植术后的病死率，故而属于绝对禁忌证（而且，感染本身就是肝移植术后常见且难以治疗的并发症之一）；

（3）难以戒除的酗酒或吸毒者：肝移植术后受者的移植肝对酒精的代谢能力明显下降，再加上长期服用药物的影响，容易加重移植肝的负担；而吸毒者则容易发生各种感染，二者都容易导致移植肝功能不良或感染并发症的发生，从而影响肝移植受者的整体预后，故而属于绝对禁忌证；

（4）患有严重心、肺、脑、肾等重要脏器器质性病变患者（可联合脏器移植者除外）：这是因为重要脏器功能将显著影响患者的手术耐受能力、生活质量或远期生存率，除非患者接受多脏器联合移植手术，否则，也应属于绝对禁忌证；

（5）人类免疫缺陷病毒感染（Human Immunodeficiency Virus，HIV）者：众所周知，HIV 感染者容易出现自身免疫力严重下降，并发各种感染，病死率极高，因此，HIV 感染被列为肝脏移植的绝对禁忌证之一。但是，随着目前医学技术的发展，HIV 感染者能够通过服用相关抗病毒药物而很好地控制病情，于是，HIV 也由"不治之症"逐渐演变成"慢性可控制性疾病"。所以，临床上也逐渐出现了为 HIV 感染者进行肝脏移植手术的病例报道，并获得了不错的预后，这些进展也进一步体现了现代（移植）医学的发展水平。尽管如此，出于谨慎起见，对于绝大多数的肝脏移植中心而言，HIV 感染如今仍被视为绝对禁忌证之一；

（6）有难以控制的心理变态或精神病：此类患者往往无法拥有健全的思维能力，并且，对自身健康也没有正确的认知，故而被列入绝对禁忌证；

（7）对肝移植治疗顺应性差或拒绝肝移植治疗：肝移植术后需要长期服用免疫抑制剂及定期复查，如顺应性差（即不遵医嘱按时服用药物或定期接受随访），则容易导致移植物排斥反应、药物性肝 / 肾损害等并发症的发生，从而影响移植肝或患者的远期预后，从而被列入绝对禁忌证；而拒绝肝移植治疗的患者就更不应该进行肝移植了，毕竟任何手术都应该尊重患者本人意愿的。

除了"绝对禁忌证"之外，肝移植手术还有一些称为"相对禁忌证"的情况。也就是说，这类患者往往具有某些影响手术成功或术后存活等因素，但又不是对手术或预后起到决定性影响的因素，而是一些相对性影响的因素。如：

（1）受体年龄≥65岁：高龄受者容易伴随心、肺、肾等重要脏器的功能疾患，因此，往往对肝脏移植中心的整体水平要求较高，故而被纳入为相对禁忌证；

（2）器官共享联合网络分级（United network for organ sharing，UNOS）为4级：指肝功能稳定尚无需纳入等待名单中的患者，即病情程度较轻，预期生存期较长的患者，就连"是否需要肝移植"尚存在疑问，更别提"能不能"做肝移植了，也就是说，患者的病情尚不属于终末期肝脏疾病而没必要现在接受肝移植手术，故而被纳入为相对禁忌证；

（3）肝恶性肿瘤侵犯大血管者：目前的临床实践证明，肿瘤侵犯大血管是肝移植术后肿瘤复发的影响因素，即使接受肝移植术治疗，之后也容易出现肿瘤复发，而在服用免疫抑制剂的前提下，肝恶性肿瘤复发治疗的整体效果尚不令人满意，但随着肝恶性肿瘤的综合治疗水平的逐年提高和进步，该类患者的肝移植预后也在逐渐改善，故而被纳入为相对禁忌证；

（4）曾行复杂的肝胆道手术或上腹部复杂手术者：此类患者由于既往腹部手术病史的缘故，腹部情况复杂，解剖难度更大，术中易出现大量出血，往往对肝脏移植中心的整体水平要求较高，故被纳入为相对禁忌证；

（5）既往有精神病史或认知能力障碍者：此类患者如病症能被较好地控制或能够在监护人指导下具有良好的依从性，还是可以接受肝脏移植手术的，故而被纳入为相对禁忌证。

　　其实，随着医学技术的逐渐进步，越来越多的"绝对禁忌证"的"绝对化"程度都在下降，而逐渐转变为"相对禁忌证"，甚至转变为良好的"适应证"！

1.6 肝移植手术效果到底怎么样？

大家都说，肝移植现在是治疗终末期肝病的最佳治疗手段之一，但还是有很多患者或家属会问：做完肝移植后患者能活么？手术的成功率有多少？术后能活几年？术后患者的自理能力怎么样？发生排斥反应是不是很严重？下面就来揭秘：肝移植的效果。

那么如何对肝移植的效果进行评估？一般来说，评价手术的效果，至少需要从手术成功率（手术顺利完成的概率）、术后生存率（术后能存活时间）和术后生存质量（能否恢复正常人的生活状态）等三方面进行评价。

首先，肝移植的手术成功率怎么样？

在1967年，美国Starzl教授已经成功完成了人类临床上第一例肝脏移植手术。时至今日，历经50余年的不断发展，肝移植术前评估能力、外科手术技术、术中麻醉水平及重症监护水平都已经得到了突飞猛进的发展，也使得肝移植手术成为了一项技术成熟的临床常规手术，并得以在全世界广泛推广。

在国内外发展成熟的器官移植中心里，手术成功率均可高达95%，术后1年的存活率也都接近90%。所以说，肝移植手术的手术成功率是非常高的，据《2015中国肝移植注册年度科学报告（CLTR）》数据，除了2012年，2010年至2015

年的院内死亡率为 5.59% ~ 7.45%，也就是说，国内肝移植手术的总体成功率应该为 92.55% ~ 94.41%，而最差的 2012 年的手术成功率也在 89.27%。

而据《2018 中国肝脏移植医疗质量报告（CLTR）》的最新数据统计，2015—2018 年期间，全国肝移植术后 1 周内的院内死亡率为 2.2% ~ 3.7%，也就是说，国内肝移植手术的总体成功率应该为 96.3% ~ 97.8%。

由此，我们可以看出，国内的肝移植手术成功率还是比较理想的，而且，在国内某些开展时间较长、技术成熟及规模较大的器官移植中心里，肝移植手术的成功率可能还要更高一些，基本接近国际先进水平。

其次，肝移植手术的术后生存率怎么样呢？很多肝移植患者（移友）或家属们都会担心，花了那么多钱，受了那么多罪，做完肝移植手术之后，术后生存率会不会很低，心里总是不踏实。其实，大家可以换个角度分析一下：如果肝移植术后生存率很差的话，那么，这项技术就不可能得到逐渐推广，即不可能会由最初的几家中心发展到现在的 102 家肝移植中心。此种情形，就像是有线电话一样，正因为有线电话使用起来不方便，这不就慢慢的被手机给淘汰了么？电话尚且如此，更何况是"肝脏移植"这一治病救人的手术技术呢？

之前，曾经跟大家提到过，肝移植手术发展过程中也曾出现过"停滞期"，那是因为当时的外科手术技术（包括手术器械及麻醉技术）、免疫抑制剂、抗病毒药物（尤其是抗乙肝病毒药物）效果等诸多因素发展滞后，所以才导致肝移植技术无法得到推广。而如今，各方面的治疗水平都较前有了极大地提升，肝移植手术效果自然就凸显出来了，长期存活的患者也越来越多了。

据《2015 中国肝移植注册年度科学报告（CLTR）》数据统计，国内肝移植术后 1 个月和 1 年的总体生存率分别为91.82% 和 83.1%（包括了所有的器官移植中心）。其中，成人肝移植总体生存率又分别为 89.41% 和 75.98%，而儿童肝移植的生存率更高，分别为 92.49% 和 90.68%。其主要原因在于，开展儿童肝移植对肝移植技术的要求更高，而且，儿童移友们术前的合并症相对较少，目前国内仅有 5 ～ 10 家可常规开展儿童肝移植手术。所以，只有那些开展肝移植技术时间较长，经验更为丰富的器官移植中心才能完成儿童肝移植手术，从而使得儿童肝移植手术的成功率高于成人。

那么，肝移植术后的远期存活率如何呢？据公开信息所知，目前世界上存活时间最长的肝移植受者是一名70岁的英国人，名叫 Gordon Bridwell，迄今已术后近 44 年（1975 年接受肝移植手术），而国内存活时间最长的肝移植受者则是张某（由上海长征医院完成于 1996 年，为国内首例儿童肝移植受者），迄今也已经术后 23 年了。

此外，据《2011 中国肝移植注册年度科学报告（CLTR）》数据，我国肝移植手术总体的 1 年和 5 年累积生存率分别为77.97% 和 60.53%，而 5 年之后的生存曲线就比较平稳，说明远期生存率变化不大。而且，该报告中还有一组有意思的数据，即术后 1 年生存率由 1980—2000 年期间的 47.49% 提高到2010—2011 年期间的 84.51%，足足提高了近 40 个百分点。这也说明了，随着时间的推移，肝移植手术技术是在不断往前发展，使得移植术后生存率呈逐年升高的趋势。

而据《2018 中国肝脏移植医疗质量报告（CLTR）》的最新数据统计，国内肝移植受者术后 1 年、2 年和 3 年的总体生存率分别为 84.02%、79% 和 75.2%。而对于肝癌受者而言，他们的术后 1 年、2 年和 3 年的肝癌复发率分别为 8.9%、12.6% 和 14.8%；而且，在 2018 年我国完成的 1054 例儿童肝移植手术中，院内死亡率为 3.49%，略低于成人受者的 4.01%，1 年、2 年和 3 年存活率分别为 91.57%、90.17% 和 90.17%。可见，儿童肝移植术后存活率也是明显高于成人肝移植存活率的。由此也可以看出，我国肝移植受者总体存活率还是比较理想的，基本也接近了世界先进水平。

因此，2019 年接受肝移植的患者，他的生存率是有很大概率会高于既往肝移植受者的生存率。

最后，肝移植术后患者的生存质量怎么样呢？说实话，作为一名从事肝移植领域工作十余年的医生，确实亲眼见证了肝移植手术为无数的终末期肝病患者及家庭带来的"翻天覆地"变化，见过了太多患者红光满面、精神焕发的样子，所以，对肝移植手术的"神奇效果"是有切身体会的。

一般来说，恢复顺利的肝移植受者在术后 3 ~ 6 个月即可重返工作岗位（当然，术前从事重体力劳动的朋友就需要考虑换个岗位了），甚至于现在国内外都会定期举办专门的器官移植受者运动会，项目有短跑、跳远、游泳、羽毛球等诸多体育项目。此外，肝移植术后结婚生子也越来越多，上文提到的国内存活时间最长的肝移植受者张某就是一个很好的例子。因此，可以说，绝大多数手术成功的肝移植受者术后基本都能回归到正常人的生活当中，重新实现自我，焕发生命的光芒！

　　最后，由于很多受者朋友及家属都亲身经历了"肝移植"这种生死大考验，似乎经历了"涅槃"一样，他们往往会更加珍惜术后的新生活，更加珍惜身边的亲人和朋友，更加淡然地处理生活琐事。

1.7 儿童肝移植的基本概况

1.7.1 儿童肝移植的发展历史

早在 1963 年 3 月 1 日，美国 Starzl 教授就已在临床上完成人类第一例肝移植（而第一例取得成功的肝移植手术是 1967 年，大家注意区分），患者是胆道闭锁的 3 岁男童。而在我国，首例儿童原位肝移植则是 1979 年 10 月由山东省人民医院（目前的山东省立医院）为 1 例胆道闭锁患儿实施的，术后存活了 9 天。目前我国存活时间最长的肝移植受者则是在 1996 年由上海长征医院所完成的，患者是肝豆状核变性的 12 岁男童，迄今已健康存活 23 年。此外，一些肝移植领域的新技术新术式，如减体积肝移植（国际首例和国内首例的开展时间分别为 1981 年、2000 年）、劈离式肝移植（1988 年、2002 年）、活体肝移植（1989 年、1997 年）、多米诺肝移植（1995 年、2005 年）等，也都是最初为了缓解儿童肝病患者难以等到合适供肝的临床难题（儿童供肝十分紧缺）应运而生的。

西方发达国家的儿童肝移植起步较早，在疾病筛查、诊治和术后随访等方面已形成规范体系。1988 年 1 月至 2012 年 12 月，欧洲共有 9046 例 15 岁以下的儿童接受肝移植手术。到了

1995 年，北美地区成立了儿童肝移植研究合作网络（SPLIT），38 家儿童肝移植中心加盟，这些中心涵盖北美地区近 85% 的儿童肝移植手术。目前，SPLIT 已由当初的多中心联网逐步发展成一个由多学科团队共同参与的联盟组织，旨在通过跨学科与跨中心合作促进儿童肝移植进一步发展，使患儿在最大程度上获益。

由于社会、文化、历史等因素在东、西方国家间的巨大差异，使东、西方发达国家与地区在儿童肝移植的实施上有其各自的特征。经过数十年的努力，中国、日本、韩国等亚洲国家及地区在儿童活体肝移植领域也积累了丰富的经验，获得了巨大的成功。

1.7.2 儿童肝移植的适应证

同成人肝病患者一样，从理论上来说，当由不同病因导致患儿出现严重胆汁淤积、静脉曲张破裂出血、难以控制的腹水、顽固性瘙痒、肝脏合成功能衰竭、肝性脑病、生活质量明显下降或生长停滞等终末期肝脏疾病的临床表现或症状时，都应该考虑肝移植手术。

目前，儿童肝移植的适应证主要有以下五大类：

（1）肝外胆汁淤积：如胆道闭锁，胆道闭锁是我国儿童肝移植最重要的适应证，约占所有儿童肝移植的 55%（尤其在小于 1 岁患儿的肝移植中比例更高）。据《2015 中国肝移植注册年度科学报告（CLTR）》统计，儿童肝移植受者中，胆道闭锁所占比例高达 78.98%。胆道闭锁婴儿若未经手术

治疗，其平均生存期仅为 1 年，即使接受肝门 – 空肠吻合术
（Kasai 手术），其 5 年生存率也仅为 30% ~ 60%，因此，肝
移植对于挽救患儿生命及改善预后有重要意义；患儿一般先施
行 Kasai 手术，如果手术失败或术后出现肝硬化、反复发作的
胆管炎、门静脉高压症或肝肺综合征时，则应考虑接受肝移植。

（2）肝内胆汁淤积：如原发性肝内胆管发育不良、家族
性胆汁淤积症及硬化性胆管炎等。

（3）代谢性疾病：约占儿童肝移植中的 20%，是仅次于
胆道闭锁的第二大适应证，其中一类是代谢缺陷，位于肝脏且
主要造成肝脏损害，可直接引起肝脏结构损害，并导致肝硬化
及肝功能衰竭，如肝豆状核变性（铜代谢障碍性疾病）、α_1-
抗胰蛋白酶缺乏、遗传性高酪氨酸血症、糖原累积症、新生儿
血色病等，另一类是代谢缺陷位于肝脏，但首先造成肝外脏器
损害，常见受累脏器为心、脑、肾等，如尿素循环异常、家族
性高脂蛋白血症及原发性高草酸盐尿症等。

（4）急性肝功能衰竭：患儿由于各种原因导致的急性肝
功能衰竭（主要病因就是药物所致），如出现肝性脑病，在未
出现不可逆的神经并发症之前，及时肝移植，术后生存率仍可
高达 70%。

（5）肝脏恶性肿瘤：主要是肝母细胞瘤（若肝移植术后
结合积极的化学治疗，其术后 5 年生存率可达 80%），而另
外一些具有继发肝肿瘤倾向的代谢性疾病，如高酪氨酸血症的
肝癌发生率超过 40%，即使患儿的代谢水平控制较好，也应
早期进行肝移植。

1.7.3 儿童肝移植的预后

1963 年，由 Starzl 教授完成的全球首例（儿童）肝移植受者，在新肝植入 4 小时后就死于出血。而国内儿童肝移植也同样经历过坎坷的发展历程，时至今日，经过了 50 余年的发展，由于肝移植外科技术、麻醉管理水平、围手术期管理、免疫抑制治疗经验、感染监测与防治水平以及多学科合作模式等多方面多领域的共同进步和提高，极大地促进了儿童肝移植技术的发展，使得儿童肝移植手术从过去的终末期肝病儿童患者的"外科禁区、试验性及高风险治疗手段"变成如今的"常规性、可预测性及标准化的治疗手段"，在大大地提高了儿童肝移植术后生存率及生活质量水平的同时，也使得儿童肝移植手术已成为部分高水平器官移植中心的常规手术。

总体而言，目前在有经验的儿童肝移植中心，患儿的生存率是令人满意的：据 SPLIT 报道，全肝移植、减体积肝移植、劈离式肝移植及活体肝移植的 1 年生存率分别为 93%、83%、87%、89%，4 年生存率分别为 89%、79%、85%、85%，而匹兹堡儿童医院肝移植 10 年和 20 年的总体生存率为 69.4% 和 65.8%。此外，据 2015 年 CLTR 报道，国内儿童肝移植术后 1 月和 1 年的总体生存率分别为 92.49% 和 90.68%，由此可以看出，目前国内的儿童肝移植手术的短期效果基本达到国际领先水平。

不过，据《2011 中国肝移植注册年度科学报告（CLTR）》报道，儿童肝移植术后 1 年和 5 年的移植物存活率仅为 78.1%

和 59.3%。而日本一项研究报道，其儿童肝移植术后 10 年和
20 年的总生存率分别达 82.8% 和 79.6%。这说明，我们国家
儿童肝移植手术的远期预后与国外发达国家之间仍存在着巨大
差距！尽管如此，经过国内众多器官移植医生的不懈努力，国
内儿童肝移植的远期效果也将越来越好！

1.7.4 儿童肝移植发展的制约因素

随着国内器官移植技术近 40 年的不断发展和提高，大部
分器官移植中心的医疗技术水平已经可以满足儿童肝移植的需
要了，但目前仍然仅有少数几家中心能够常规开展儿童肝移植
手术。所以说，这里面肯定还有其他的因素在起作用，尤其是
家庭因素。

儿童受者接受肝移植手术的病因多为先天性或代谢性疾
病，如上文提到的胆道闭锁和肝豆状核变性等（这二者占儿童
肝移植所有病因的 80% 以上），其发病时期多为婴幼儿时期，
这就意味着，作为他们的父母，可能在刚刚踏入社会的时期（大
多数才二十几岁，不到三十岁），就要面临"出生不久的子女
是否应该接受肝脏移植手术"的两难选择，其中，以下几大因
素就极有可能会影响他们的"选择"。

首先，经济因素：在国内的大部分地区，都存在经济水平
发展不均衡的现象，很多年轻父母的家庭经济状况都无法承受
儿童肝移植手术的大额费用（近 20 万元），大多数的年轻父
母都才刚刚步入工作岗位短短几年，又能有多少积蓄呢？（不
过，近些年来，越来越多的国家援助、慈善基金和民间救助等

在儿童肝移植的发展中起到了非常积极的推动作用）；

其次，风险因素：年幼的子女接受肝移植所需要承受的外科手术和术后并发症风险极大，手术是否能够成功，术后能否健康快乐的成长，一切都是未知（这些未知的风险对年轻父母当下的选择和今后的生活都将起到重要的影响），而未知，往往意味着更具有威慑力和风险。

因此，当年轻的父母们面临以上经济、心理、感情及伦理等巨大的人性考验时，有的就会选择放弃治疗，从而成为实实在在影响国内儿童肝移植发展的重要因素！大家也可以想象，最终选择相信医学而使年幼的儿女去接受肝移植手术的父母是何等的坚强和不易啊！也许，唯有伟大的"爱"，才能赋予他们如此巨大的能量吧！

随着国家经济水平的不断发展，人民生活水平逐渐得到提高，医疗保障和民间资本的不断投入，笔者衷心希望，但也坚定相信，因"家庭因素"而放弃儿童肝移植手术的家庭必将不复存在！

1.7.5 儿童肝移植的发展方向

儿童肝移植未来的发展方向可能包括以下几个方面：

（1）适应证的变迁：截至目前，儿童肝移植的适应证仍以先天性或代谢性疾病（胆道闭锁、肝豆状核变性及高氨血症等）为主，但随着产前诊断技术及基因编辑技术等医学技术的飞速发展，也许在不远的将来，所有的先天性或代谢性疾病都可以在宝宝出生之前就通过高科技技术进行提前预防或得以明确诊断（可能会受到人类学或伦理学的影响），从而避免伴有出生缺陷婴儿的诞生！

这样的话，儿童肝移植的适应证构成也许就将从目前以"先天性代谢性疾病"为主逐渐转变为以"急慢性肝功能衰竭或肝脏原发性肿瘤"为主了！如果每个宝宝出生之后都是健健康康的，不仅整个社会将节约巨额的医疗开支，每个家庭也将变得更加幸福，的确是造福人类的巨大贡献啊！

（2）外科技术相关领域：随着公民逝世后器官捐献（DCD）事业的不断发展，器官捐献供体将逐渐占据器官移植供体的主要来源，从而使得亲体器官捐献的比例将逐渐减少；同时，由于肝移植外科技术（以劈离式肝移植技术、辅助式肝移植技术和多米诺肝移植技术为主）水平已经得到空前的发展。今后"一肝两受"（即利用一个供体完成两台肝移植手术）将逐渐成为肝移植手术的常态，甚至于"一肝三受"或"一肝四受"也未尝不能成为手术室里的常规肝移植术式，儿童肝移植的供肝来源就将得到极大地扩充，也就能挽救更多终末期肝病患儿了！

（3）生长发育相关领域：与成人肝移植相比，儿童肝移植的一大特点就是儿童受者术后还需要经历一个身体生长发育及长期存活的过程。因此，肝移植术后儿童在生长发育所面临的问题都将成为肝移植的研究热点，如免疫抑制剂对儿童受者生长发育的影响、长期存活受者的免疫耐受或新生肿瘤或慢性排斥反应等远期问题、肝移植对成年后怀孕或生产的影响以及肝移植对儿童受者今后社会角色（学习、就业或结婚等）的影响等。不过，这些研究方向不仅仅涉及移植学领域，也将涉及社会学、伦理学及心理学等方面的范畴。

　　（4）发展趋势将呈现集中化或区域化：目前，国内肝移植中心只有 100 多家。在信息交流如此便捷的社会，年轻的患儿父母们极其容易在网络上获取到疾病的就诊相关信息，也就都将前往儿童肝移植经验最为丰富的几家医院就诊并接受手术，比如，上海的仁济医院（夏强教授团队），天津的第一中心医院（沈中阳教授团队）和北京的友谊医院（朱志军教授团队）等，这必会导致这几家器官移植中心在儿童肝移植领域中的优势地位得到进一步巩固，而其他中心也将因为缺乏病源而导致儿童肝移植无法得到健康发展，从而使得国内儿童肝移植成为集中化或区域化发展的态势。

肝移植术前的应知事宜有哪些？

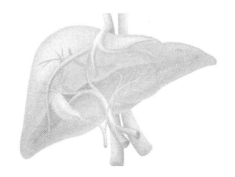

2.1　决定肝移植后应如何选择?

　　如果把肝移植手术比作是一项工程的话，那它无疑是一项资金投入多（诊疗费用高）、施工难度大（手术风险高）、质保责任重（术后管理难）及维护期限久（随访时间长）的系统性大工程。因此，对于一名打算接受肝移植手术的终末期肝病患者或者是已经接受肝移植手术的受者而言，在医院、医生及术后随访等方面，如何能够做出最有利于自己的选择，无疑是至关重要的!

　　然而，肝移植技术尽管已发展了半个多世纪，但在国内仍属于"冷门"领域，因此，即便是决定接受肝移植，很多人也并不了解肝移植手术是什么类型的手术，不了解肝移植对患者意味着什么，也不了解术后能够取得什么样的治疗效果。截至2019年3月，国内拥有器官移植资质的器官移植中心为184家，而拥有肝移植资质的医院仅有102家，那么如何选择出最适合的手术医院，如何选择出最合适的肝移植专家呢? 可以从以下几个方面进行考量。

2.1.1　移植医院

　　拥有肝脏移植手术资质的医院都是所在省市的顶尖医院，

其整体水平都是非常高的。但各自也有优劣势，比如：这家医院的整体临床水平，每年完成肝脏移植的例数，开展肝脏移植手术的时间，公民逝世后器官捐献事业开展情况。这些情况其实都与其手术成功率及术前等待时间密切相关。肝脏移植其实也是经验学科，手术做得越多，见过的各种疑难病例数量、积累的诊疗经验必然也越多，处理相关并发症的水平也就越高，移植受者的预后就越有保障。此外，器官捐献事业的不断发展，移植中心及医院技术的提升，就意味着患者等待移植的时间大大缩短，术前获得移植的机会就更大。因此，等待移植的患者及家属们可以事先做些调研，以更全面地了解相关情况。

2.1.2 移植科室

有的器官移植医院尽管其整体水平一般，但器官移植的相关科室实力很强，如开展心脏移植的心血管医院、开展肺脏移植的胸科医院或开展肝脏移植的肿瘤医院等。尽管大家都可以从网络上查到这些科室的相关信息，但还是建议实地考察一番，比如医院或科室的技术水平、就医条件等，因为，肝脏移植手术是一个团队协作的系统性工程，而非"单打独斗"和"一锤子买卖"。因此，大家需要选择一个外科手术水平高、围手术期和术后管理经验丰富的肝移植医院。

2.1.3 移植医生

其实，在如今的国内肝移植领域里，能独立完成肝脏移植手术的医生数量屈指可数，因此存在一定的水平差异，毕竟主刀完成的手术例数（超过 100 例手术和不到 20 例手术的外科经验，肯定是有较大区别的）、擅长的手术类型（活体肝移植、劈离肝移植还是全肝肝移植等）、医生对肝脏移植的评估（尤其是对肝癌肝移植的适应证，专家当中也仍有持不同标准的）及术后长期管理水平（目前国内仍然不少移植外科医生未在术后受者长期管理方面予以足够的重视）等，是很重要的因素。

因此，大家不妨先在网络上做好功课，进行初步了解，可提前预约专家门诊进行移植手术的相关咨询，毕竟，外科医生也各有所长（大刀阔斧型或运筹帷幄型），与一个合适的专家合作对提高您的就医体验想必也是大有裨益的。

2.1.4　移植费用

毫无疑问，肝脏移植手术仍然是目前国内医疗费用较高的外科手术之一。肝脏移植手术的费用，由术前等待期的治疗费用、外科手术费用、供体获取相关费用及术后康复费用等多方面构成。因此，各大器官移植中心的肝脏移植费用也有较大区别（少则三五十万，多则上百万的中心都是存在的）。不过，随着国家医保政策的改革，肝脏移植费用被纳入国家医保范围的趋势是越来越明显了，实在是利国利民的好事呢！

因此，等待移植者及家属们需要综合衡量器官移植中心所在城市的经济水平、所在移植中心的供体等待时间、移植中心有无相关优惠政策、异地就诊的医疗保险问题以及自身经济水平等多方面因素，最终选择一个适合自家情况的移植中心。

2.1.5 移植随访

肝脏移植术后的随访工作是其临床管理工作的重要组成部分，所以，对于一个肝脏移植中心而言，是否拥有一个经验丰富、配置完善及服务周到的术后随访部门，也是决定其综合水平的重要因素。

目前，越来越多的器官移植中心已经开始注重术后随访部门的建立和发展，但仍存在"良莠不齐"的现象。因此，等待移植者及家属们绝不应该仅仅考虑移植外科的水平，还应该考虑该中心术后随访的水平，以保障患者术后能够顺利康复和随访。

2.1.6 移友推荐

现如今，移友们之间可以经常交流，这也是获取移植相关信息的重要途径，毕竟，移友们的评价往往比较直接，能够"透露"更多的"内幕"消息，也更容易获得等待移植者及其家属的信任。但这些"消息"往往也比较主观，毕竟，移友所拥有的"经验"往往也只是源于自身，只能代表他所接触的移植中心的部分内容。比如，术后恢复良好的移友肯定认为该中心的水平很高，但术后发生并发症的移友则可能认为该中心有问题。所以，等待移植者还需要更高的"医商"，以便更为客观地甄别这些"信息"，从而选择适合自己的医院或专家。

2.1.7　个人资源

就目前的就诊现实而言，对于绝大多数的终末期肝病患者和家属而言，他们在移植医院或移植专家的选择上，往往是依赖于慢性肝病的首诊医生、朋友或亲属的建议或推荐。

在国内如今这样一个"看病难""医疗资源紧缺"的社会，一旦听说需要接受肝脏移植这种高风险的手术，患者或家属往往容易"病急乱投医"，此时，如果能有医生或是朋友认识移植医院的医生，甚至于直接能联系上肝移植专家那就更好了。

2.1.8　自身病情

对于就诊医院和患者的选择而言，患者病情的轻重缓急，也是等待移植者及家属们做出就诊选择的重要影响因素。尤其是在病情紧急、患者生命安全受到威胁的情况下，如肝脏恶性肿瘤、急性肝功能衰竭、上消化道出血或肝性脑病等，等待移植者及家属们往往都没有太多的选择余地，此时，尽快接受肝移植手术缓解病情或挽救生命才是最为重要的，其他的都应该是次要考虑因素！

关于"决定肝移植后，应如何选择"这个问题，已经为大家提供了"移植就诊选择攻略"，希望避免大家走进"有病乱投医"的误区；希望对于身处病魔"折磨"而等待移植的患者及其家属，能有一点参考价值，在充分衡量各方面因素之后，做出最合理，也最适合自己或家庭的选择。

2.2   肝移植的医疗费用怎么样?

作为器官移植这座"皇冠"上的明珠,肝脏移植手术,无疑代表着 21 世纪人类医学的巅峰水平,已成功挽救了无数名挣扎于生死线的终末期肝脏疾病患者(即"预移友"),但仍有较多的"预移友"及其家属在肝移植与其他治疗方式之间疑惑,犹豫不绝,以至于部分"预移友"因此而错失了最佳的治疗时机。

而导致这种"悲剧"的主要原因之一就是:与其他治疗方式相比,肝移植的医疗费用更为高昂!本文所提及的其他治疗方式包括但不限于:人工肝、静脉曲张套扎术、肝部分切除手术、射频消融术、放射治疗及化学治疗(靶向治疗)等。

当我们将肝移植与其他治疗方式的医疗费用进行比较时,可以发现:

首先,接受肝移植治疗的医疗费用在术后早期,会明显高于其他治疗方式。因为,自诞生以来,肝移植就具备了"高大难"的属性,注定就不会成为一般医院就能够开展的手术方式。尽管目前国内肝移植发展呈逐年上升趋势,但具有肝移植资质的医院终究尚无法满足每年数十万终末期肝病患者的肝移植需求。因此,与其他治疗方式相比,肝移植的医疗费用在短时间内仍将具有绝对的"优势"。

其次，在度过疾病的早期治疗阶段之后，肝移植治疗的医疗费用呈较为平稳的下降趋势，而其他治疗方式的医疗费用却会反复波动，甚至还呈增高趋势。就国内目前的肝移植水平而言，绝大部分"预移友"都能在肝移植术后成功康复出院，而且，由于术前所患的疾病已经得到根本性治疗，术后只需按时服药及定期复查即可恢复到接近正常人的生活，用药量及种类也将随着手术时间的延长而逐渐减少。此外，肝移植术后的医疗费用在有的省市都已被纳入医保，报销比例甚至可高达80% ~ 90%。

而其他治疗方式，则很可能无法根除"预移友"的终末期肝病，从而使得这些"预移友"往往需要反复住院接受治疗，甚至于病情日渐加重，患者的体质会逐渐变差，导致医疗费用并不随治疗时间的延长而减少，甚至，出现"因病致贫"或"因病返贫"现象；尽管接受其他治疗方式时也有医保，但因反复住院导致的家属陪床、交通及误工等隐形费用也是不可预估的。

就目前医疗水平而言，鉴于肝移植的稀缺性，其总体医疗费用可能还是要高于其他治疗方式。因此，目前就有很多国内"预移友"在"货比三家"，选择"价廉"的医院而接受手术，但是，奉劝大家还应该多多考虑"手术效果"和"服务质量"。随着国家或地方加大医保资金的投入力度、国内肝移植技术的进一步普及以及国民经济收入水平的升高之后，相信肝移植的医疗费用会下降至普通百姓所能接受的水平范围。

而且，接受肝移植治疗的存活时间明显长于接受其他治疗方式的存活时间，这是由"预移友"的终末期肝脏疾病所决定的，既往的无数终末期肝病患者通过他们的诊疗经历已经证明了，对于那些预期生存时间不超过 1 年的各种终末期肝病患者而言，肝移植是最佳的治疗手段之一，甚至，肝移植甚至是唯一挽救生命的治疗手段。比如：

（1）原发性肝癌合并肝硬化或肝功能不全的患者，由于存在肝硬化或肝功能不全，该类患者肝癌病灶的各种治疗（如肝部分切除手术、射频消融术或介入栓塞术等），也许会因为治疗后会加重肝功能损伤，甚至导致急性肝功能衰竭而无法耐受这些治疗手段，其生存时间和生存质量都将会受到严重的影响，甚至时刻处于"肝癌复发或转移"的威胁当中。

（2）重度肝硬化合并食管胃底静脉曲张破裂出血的患者，也许通过食道胃底静脉曲张套扎术、脾脏切除术或经颈静脉肝内门体静脉内支架分流术（Transjugular Intrahepatic Portosystem Stent Shunt，TIPSS）等治疗手段，都可以临时降低其破裂出血的风险。但是，鉴于其无法去除肝硬化这个"病根"，将导致患者数月或数年后再次出现上消化道出血或肝性脑病等并发症，但是，对于那些实在承受不了肝移植费用的患者而言，以上这些治疗手段也不失为良好的治疗方式了。

（3）各种原因的肝病导致生长发育受到明显影响的儿童患者，如胆道闭锁、糖原累积症或肝豆状核变性（铜代谢障碍）等，由于其病因在肝脏，导致其他的治疗手段，如葛西手术、营养支持或祛铜治疗等，都只能起到延缓病情发展，而无法彻底根治疾病，最终，相当一部分患者都将因肝功能恶化或发育障碍而列入肝移植等待名单中，成为一名等待肝移植的"预移友"，此时，对于以上种种不同的终末期肝病患者而言，其最佳或唯一的有效治疗手段也许只有肝脏移植手术。而对于肝移植而言，所谓的治疗有效，不仅仅是意味着手术成功，还包括拥有着良好的远期预后和较高的幸福指数。

2.3 肝移植的心理压力怎么样？

2.3.1 肝移植相关的心理压力

肝移植目前已被公认为是治疗各种终末期肝病的唯一有效方法，并且，受益于新型免疫抑制剂的开发应用和现代移植外科技术的飞速发展。近 20 年来，我国的肝移植事业取得令人瞩目的长足进步，国内较大移植中心肝移植围手术期病死率已降至 5% 以下，长期生存率也有了明显提高，毕竟，临床上，肝移植术后存活时间超过 10 年，甚至 20 年的移友们也都已经很常见了。

但是肝移植手术仍然给移友及家属会带来极大的心理压力，比如：

（1）手术的"高风险"：拟接受肝移植的"预移友"往往都是因为存在"肝功能衰竭""原发性肝癌合并重度肝硬化"等各种终末期肝病，在接受"人工肝"治疗后效果欠佳或无法再反复接受"肝切除或介入栓塞"等其他治疗方式之后，而最终选择了"肝移植"作为"最后一根救命稻草"。因此，与其他治疗方式相比，肝移植手术的高风险无疑在术前就给移友和家属们带来了巨大的心理压力。

（2）"艰难"的康复路：在移友和家属签署肝移植的术前知情同意书时，他们估计就已经对肝移植术中及术后可能出现的并发症有所了解。而当移友们逐渐地从肝移植手术中恢复时，面对诸多的潜在病发症、长期服药及定期复查等工作，产生的心理压力也不小，但是通过自身努力和移植医生日益成熟的管理经验，可以获得接近甚至高于常人的生活水平和存活时间。

（3）"巨额"的经济压力：就如同在"肝移植的医疗费用"一文中讲的那样，接受肝移植治疗的医疗费用在早期确实是明显高于其他治疗方式。与其他治疗方式相比，移友和家属大都在接受肝移植手术之前，大多都是承担着"人财两空"的巨大心理压力。

因此，如何科学、客观地评估"预移友""移友"及家属的心理状态，如何采取有效的应对措施缓解其心理压力，对改善肝移植治疗效果、减少并发症与死亡率、提高移友治疗依从性和促进移友术后康复等多个方面，都具有极其重要的临床意义。

2.3.2　心理压力的应对措施

那么，应该如何减轻或排解肝移植手术所带来的心理压力呢?

首先，术前筛选出存在潜在"心理问题"的移友和家属。在进行肝移植手术前，肝移植临床医生除了对患者身体状况进行评估外，还应该对移友及家属进行精神或心理方面的仔细评估，以排除不适合接受肝移植的"预移友"，比如：反社会人格、药物滥用、过去存在对医疗行为不配合的记录及智能障碍等。

其次，积极为移友和家属建立肝移植的科学认知。肝移植临床医生应与移友和家属进行充分地交流，向其认真介绍肝移植相关知识，如：术前准备项目及其目的、肝移植手术的大致经过、移植术后康复注意事项及术后常见并发症及防治等，以帮助移友和家属树立战胜疾病的信心，缓解其心理压力。

再次，及时发现及干预移友和家属可能存在的心理压力来源。肝移植临床医生应该与移友和家属建立融洽的医患关系，提高其依从性，并及时发现移友和家属可能存在的心理压力来源，从而及时采取有效的心理干预，帮助其认识问题、改善心境、增强信心，达到消除紧张情绪及减轻其心理压力等目的。

此外，尽量提高移植手术技术及术后管理水平。肝移植临床医生应该尽量提高移植手术成功率，减少手术及术后移植相关并发症，肝移植临床医生也应该与移友和家属共同面对，客观处理及积极治疗，以增强受者及其家属的信心，并尽量减轻其心理压力。

最后，积极了解移友的家庭经济状况及其家属的支持情况。肝移植临床医生应该减少不必要的医疗开支，并做到合理收费，同时，可以帮助移友和家属寻求更多的社会支持，以尽量减少移友及其家属的经济负担。其实，这部分工作应该是由社会工作者来承担的，否则的话，肝移植临床医生的"能力"未免也太强大了。然而，目前的现实情况也确实如此，绝大部分的社会支持工作都是由肝移植临床医生所完成的！

2.4　肝移植的生活质量怎么样？

2.4.1　肝移植受者的生活质量

生活质量（Quality of Life，QOL）：又被称为"生存质量"或"生命质量"，是全面评价生活优劣的概念，而且，"生活质量"有别于"生活水平"的概念。

"生活水平"是为满足物质文化生活需要，而消费的产品和劳务的多与少，是偏重于"物质方面"的需求。而"生活质量"是生活得"好不好"，须以"生活水平"为基础，但其内涵具有更大的复杂性和广泛性，更侧重于对人的"精神文化"等高级需求的满足程度。

那么，对于拟接受肝移植手术治疗的"终末期肝病患者"而言，其"生活质量"则意味着：

（1）"活下来"：尽可能地延长生命的长度，以摆脱"终末期肝病"这个病魔的"魔爪"，尤其是对于那些危重症肝病患者而言，肝移植可能是挽救其性命的最后希望或唯一手段。

（2）"正常活"：即从"患者"角色回归到"正常人"的角色，包括日常生活、工作学习、成家立业及生儿育女等，对于肝移植术前的"终末期肝病患者"而言，这些"基本需求"

甚至都已经成为了"奢望",不过,对于目前的肝移植水平而言,绝大多数移友们都能在术后回归到"正常人"的生活当中。

(3)"活得好":即活得更加精彩,活得更有价值,"精神文化"的需求得以满足,如再次创业或著书立传等。此类移友真的是大有人在,也许,这就是"涅槃重生"所给他们带来的力量或影响吧。

2.4.2 对生活质量水平的影响

与其他治疗方式相比,肝移植手术对"终末期肝病患者"生活质量的改变,主要有以下几个特点:

(1)在肝移植术后早期,受者的生活质量水平可能偏低,这与肝移植的特点是密不可分的。毕竟,肝移植手术是具有极高风险的手术,肝移植手术给肉体和心理所带来的巨大"伤害",术后早期大量免疫抑制剂的使用以及各种并发症的高发期等种种因素,都导致了移植受者的术后早期生活质量水平偏低。而随着肝移植技术的发展,移友们手术成功率会越来越高,术后恢复的速度也越来越快。

(2)肝移植术后恢复期,受者的生活质量水平可能存在波折。在经历了成功的肝移植手术之后,移友们仍然可能受到肝移植术后各种并发症的困扰,其生活质量水平可能因此而受到影响。但在接受积极治疗之后,绝大部分受者都能顺利康复,生活质量水平也能逐渐得以提高。当然,不可否认的事实是,一小部分移友的生活质量会因为术后并发症的反复"骚扰"而受到影响,但毕竟是少数。

（3）接受其他治疗方式的"终末期肝病"患者，会由于这些治疗方式无法彻底地逆转"终末期疾病"，比如肝硬化、肝性脑病、原发性肝癌等，而因"顽固性腹水""上消化道出血"或"肝癌复发"等各种并发症而反复入院接受治疗。而随着病程的逐渐发展，患者的营养状态可能越来越差，机体的耐受能力也逐渐下降，治疗的难度亦将逐渐加大，对于这些"预移友"而言，往往会因此而延误了肝移植手术的"最佳时机"，而增加其肝移植手术的手术风险。

器官捐献的基本概况

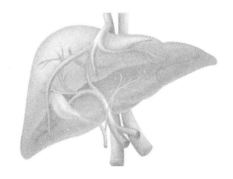

3.1 了解器官捐献基础知识

　　器官捐献，指自然人生前自愿表示在其死亡后，由执行人将遗体的全部或者部分器官捐献给医学科学事业的行为，或生前未表示捐献意愿的自然人死亡后，由其直系亲属将遗体的全部或部分捐献给医学科学事业的行为。身体健康的成年人也可以将自己的一个肾脏或部分肝脏等器官捐赠给亲属或配偶。

　　器官捐赠的范围包括：

　　（1）细胞捐赠：骨髓的造血干细胞、献血时捐赠的红细胞、血小板等。

　　（2）组织捐赠：皮肤、眼角膜、骨骼、肌腱、血管和神经等。

　　（3）器官捐赠：心脏、肾脏、肝脏、胰、肺、小肠及腹部多器官等。

　　目前，肝脏移植供体来源分为公民逝世后器官捐献（Donation after Citizen's Death，DCD）和活体器官捐献（Living Donation，LD）两种。为防止非法器官买卖，活体供肝的选择只允许在亲属之间进行，如果捐肝的人和接受肝脏的人之间有血缘关系，则叫亲体肝移植。

　　自 2010 年以来，我国的人体器官自愿无偿捐献工作发展迅速，尤其是 2015 年全面禁止使用死囚器官进行器官移植之后，在政府和社会的大力推动下，器官捐献事业更是得以飞跃式的发展，并取得了巨大的成就。

近年来，器官捐献事业的发展更为迅速，来自中国人体器官分配与共享计算机系统（COTRS）数据表明，2016 年完成器官捐献 4080 例，捐献大器官 11 296 个，较 2015 年提高近 50%；而且，人们的器官捐献意愿也较前有了明显的增长，来自"施予受－器官捐献志愿者登记网"的数据表明，自 2016 年 12 月 30 日至 2017 年 3 月 29 日间仅仅 4 个月的时间内，已成功登记 163 702 人，而据"中国红十字会－中国人体器官捐献管理中心"的最新统计数据表明，截至 2019 年 3 月 28 日，全国已登记器官捐献志愿者 1 667 609 人，成功实现捐献 22 899 例，已救治器官衰竭患者 65 337 名。正是在这种全社会的推动和全国人民的大力支持下，使得我国每百万人口年捐献率已从 2010 年的 0.03 升至目前的 4.53，年捐献量位居亚洲第一位、世界第二位。

作为一名肝移植领域的医务工作者，也深深地感受到，没有器官捐献者及其家属的奉献和支持，器官移植事业就不可能取得目前的成绩！在此，也呼吁大家：敬请积极关注器官捐献事业，并向周围朋友积极传递器官捐献这种正能量，使得"生命永续、大爱捐献"的精神得到更多民众的弘扬和支持！

各位朋友，如果您想进一步了解器官捐献相关事宜的话，可以登录网站：

中国红十字会中国人体器官捐献管理中心：www.rcsccod.cn/index.htm

施予受－器官捐献志愿者登记网：www.savelife.org.cn

3.2　器官捐献的流程是怎样的?

3.2.1　公民逝世后器官捐献流程解析

　　分享一个器官捐献的案例：姚贝娜（1981 年 9 月 26 日—2015 年 1 月 16 日），著名流行女歌手、青年歌唱家，因乳腺癌复发，于 2015 年 1 月 16 日病逝于北京大学深圳医院，其生前已决定将双眼的眼角膜捐出，分别捐献给了深圳和成都的两位受捐者，她也成为深圳市第 694 位角膜捐献者。

　　为了纪念姚贝娜以及弘扬她积极参与器官捐献的大爱精神，2015 年 1 月 18 日，第 15 届华鼎奖组委会特设纪念环节，为姚贝娜保留了"中国年度最具人气歌手"的奖杯，同年的 4 月 9 日，国际天文学联合会（IAU）出版的小行星公告，第 41 981 号小行星被命名为"姚贝娜"星。

　　目前，中国公民逝世后器官捐献工作按照捐献过程和主要内容共分报名登记、捐献评估、捐献确认、器官获取、器官分配、遗体处理、缅怀纪念和人道救助等八个重要环节。

　　（1）报名登记

　　凡居住在中华人民共和国的居民，愿意身故后无偿捐献器官者，可在户籍所在地、居住地或住院地的人体器官捐献办公室或登记站办理捐献意愿登记手续。

填写由中国人体器官捐献办公室统一制作的《中国人体器官捐献自愿书》（建议征得配偶、成年子女、父母等近亲属的同意），填好后可邮寄、传真或面交至人体器官捐献办公室或登记站。

由人体器官捐献办公室或登记站向报名登记者颁发统一制作的"中国人体器官捐献卡"，并负责将自愿捐献者相关资料录入中国人体器官捐献登记管理系统，并保存原始资料。

近年来，随着信息化和电子化的大力发展以及社会力量的大力支持，已经可以通过手机 App、医院公众号及网络等方式办理捐献意愿的登记手续了！

（2）捐献评估

当潜在捐献状态出现后，如果本人曾经有捐献意向或家属有捐献意向，则可以由家属或医院的主管医生联系所在医院的信息员或协调员，并上报省级人体器官捐献办公室（省级红十字会）。

开展器官捐献的省级人体器官捐献办公室派专职协调员和评估小组前往潜在捐献者所在医院开展工作，医院及所在地红十字会应派专职工作人员予以协助。

尚未开展器官捐献工作的省份若发生捐献案例，省级红十字会应向中国人体器官捐献办公室上报，由中国人体器官捐献办公室协调其他已开展捐献工作的省级人体器官捐献办公室协助完成后续工作。

（3）捐献确认

经评估，应符合器官捐献相关标准，在器官捐献协调员的见证下，由捐献者家属代表填写《中国人体器官捐献登记表》，捐献者的父母、配偶、成年子女均应签字确认或委托代表签字确认。

专职协调员负责收集捐献者的户口本、身份证（出生证明）、结婚证、死亡证明及其配偶、父母、成年子女的身份证等文件资料的复印件，并上报捐献者所在医院伦理委员会和省级人体器官捐献办公室。

按照《中国心脏死亡器官捐献指南》和死亡判定标准及程序的规定，捐献者的死亡由所在医疗机构判定。

（4）器官获取

在捐献确认工作完成后，由省级人体器官捐献办公室派器官获取组织按捐献意愿实施器官获取工作，并摘取《中国人体器官捐献登记表》中同意捐献的器官或组织，由专职协调员见证获取过程。获取的器官应按照中国人体器官捐献专家委员会制定的相关技术规范规定，进行保存和运输。

（5）器官分配

根据中国人体器官捐献工作委员会制订的相关规定进行分配，专职协调员监督见证分配过程。

器官移植完成后，由器官捐献协调员或器官移植定点医院向省级人体器官捐献办公室（省级红十字会）报告器官接受者的相关资料，省级人体器官捐献办公室填写《中国人体器官捐献登记表》，上报中国人体器官捐献办公室。

（6）遗体处理

从事人体器官获取的医务人员应当尊重捐献者的尊严，对摘取器官完毕的遗体，应当进行符合伦理原则的医学处理，除捐献的器官（组织）外，应当恢复遗体原貌。

对于有遗体捐献意愿的捐献者，由省级人体器官捐献办公室协助联系遗体接收。

对于没有遗体捐献意愿或不符合遗体接收条件的捐献者，由所在医疗机构将其遗体移交其家属，省级人体器官捐献办公室协助处理善后事宜。

（7）缅怀纪念

省级人体器官捐献办公室应向捐献者家属颁发捐献证书，将捐献者的信息铭刻在器官捐献纪念碑、纪念林、纪念馆或纪念网站上，并为捐献者家属提供缅怀亲人的场所，组织开展悼念活动，缅怀和纪念器官捐献者。

（8）人道救助

各省（区、市）根据中国人体器官捐献工作委员会制订的相关政策并结合当地经济发展情况，制订对贫困捐献者家庭的人道救助办法。器官捐献者的配偶、父母、成年子女或其委托代理人可向省级人体器官捐献办公室书面提交困难救助申请，省级人体器官捐献办公室对其家庭贫困情况评估核定后，给予一定的经济救助。

以上就是中国公民逝世后器官捐献的工作流程简介，谨供大家参考！

3.2.2　活体器官捐献流程解析

人体器官移植捐献案例

暴走妈妈，本名陈玉蓉，由于孩子叶海斌患有先天性肝脏功能不全需要接受肝脏移植手术，陈玉蓉决定用自己的肝脏换回儿子的性命，但术前评估发现患有重度脂肪肝而不适合做移植手术。为了给儿子捐献肝脏，这位可敬的妈妈每天暴走 10 公里，7 个多月内使得自己的脂肪肝得以痊愈。2009 年 11 月 3 日上午，这对母子最终在武汉同济医院进行了活体（Living Donor）肝脏移植手术。

活体肝移植手术，指切取健康人的肝脏作为供肝，它存在的意义在于：缓解供肝短缺的现状，减少终末期肝病患者等待移植的时间。从医学角度看，活体肝移植是肝移植技术的高峰，对肝移植和肝脏外科的发展有着深刻影响。

然而，由于作为供者的人需要接受一次大手术，冒着极大的手术风险，所以，从活体肝移植手术出现的第一天起，伴随而来的伦理学争论就从未停止过。为此，卫生健康委员会（以下简称卫健委）在《关于规范活体器官移植若干规定》提到，活体器官捐献人与接受人仅限于以下关系：①配偶：仅限于结婚 3 年以上或者婚后已育有子女的；②直系血亲（父母、子女、兄弟姐妹）或者三代以内旁系血亲（舅甥、叔侄、表兄弟姐妹、堂兄弟姐妹等）；③通过民政部门认定的因帮扶等形成亲情关系：仅限于养父母和养子女之间的关系、继父母与继子女之间的关系。

亲属捐肝的具体步骤和程序：

（1）术前咨询：首先将患者的全部资料收集好，到医院肝移植门诊进行咨询（电话咨询也行），让肝移植医生评估患者的肝移植手术指征，即是否需要接受肝移植手术，同时，家属可初步了解活体肝移植的风险及其他注意事项；

（2）医学评估：当确认患者有肝移植手术指征之后，医生会根据拟捐肝者的血型初步筛选合适的捐肝者，然后针对捐肝者的健康情况以及肝脏大小做出评估，主要的检查项目包括肝脏 CT 扫描以了解肝脏大小和血管走行情况、肝功能指标、传染病学化验及肿瘤相关评估，此外还要进行心、肺及肾等重要脏器功能评估。

（3）伦理评估：确认供肝者符合供肝捐献的医学标准后，就需要把患者和拟捐肝者的资料及家庭关系证明（如身份证、户口本、当地公安局的证明等）提交至医院移植伦理委员会讨论和送省卫生厅审批。

（4）择期手术：待一切审批材料备齐并获上级医疗管理部门审批之后，移植医生即可择期安排活体肝移植手术。

以上流程就是我国活体器官捐献的工作流程。在此，也呼吁大家：敬请积极关注器官捐献事业，并向周围的亲朋好友们积极传递"器官捐献"正能量，使得"生命永续、大爱捐献"的精神得到更多民众的弘扬和支持！

3.3　阻碍器官捐献的"七宗罪"

大家现在应该已经知道，器官移植是挽救终末期脏器衰竭患者生命，并提高其生活质量的最为有效手段之一。但是，没有器官捐献〔注：本文所讨论的"器官捐献"，均指公民逝世后器官捐献（Donation after Citizens' Death，DCD），而不包括活体器官捐献或死囚器官捐献！〕，也就没有器官移植，正如俗话所说，巧妇难为无米之炊，如果没有合适"供体"的话，即便医务人员掌握了先进的器官移植技术，似乎也无法挽救患者生命。

据报道，截至 2018 年年底，我国已累计完成公民逝世后器官捐献超过 2.1 万例，捐献大器官突破 5.8 万个，其中，2018 年完成器官捐献 6302 例，实施器官移植手术超过 2 万例，器官移植总量仅次于美国，居全球第二位。但是，考虑到我国每年等待器官移植的终末期器官功能衰竭患者达 150 多万的"巨大需求"，我国每年所完成的实质器官移植数量仍然仅能满足不到 2% 的临床需求。

自从器官移植手术在我国临床得以常规开展以来，"供体短缺"就始终都是横亘在器官移植医生面前的一道"鸿沟"，严重制约或影响着器官移植事业的发展！那么，到底是什么原因导致国人难以接受器官捐献？到底影响器官捐献发展的

"七宗罪"是哪些？到底应该如何促进我国器官捐献事业的发展？

3.3.1　七宗罪之一：传统观念影响

在我国，很多普通民众受传统文化影响，认为器官是自己身体的一部分，因而，希望自己能在死后能够保持身体的完整等道德观念的影响，认为自己将"器官"捐赠给他人，是"对父母的不孝"，从而，拒绝进行器官捐献。

作为晚辈，认为捐赠已故长辈的器官使其不能入土为安，是对长辈不敬的行为；或是作为长辈的他们，当面临需要捐赠已故后辈的器官时，心情会更加悲痛，此时，再想使之同意捐献后辈的器官，无疑难度更大，器官捐献相关医务人员的工作很难进行。因而，即便被医务人员告知患者的生命确实已无法挽救时，作为家属的他们也仍然拒绝器官捐献。

此外，还有些自愿捐献器官的公民，即便在生前完整地填写了捐献资料，并按程序完善了全部声明或公证等法律手续，可当他/她一旦去世后，只要家属或家族中有一个有话语权的人反对，就将导致其器官捐献的"心愿"无法实现。或者是，家属考虑到家庭和社会舆论压力，不愿意承担毁坏至亲身体完整性，出卖亲属器官这样的罪名，抑或是，家属"千方百计"地阻挠器官获取相关人员的工作正常进行，致使所捐献的人体器官因错过最佳的获取时间而丧失功能，最终，导致器官只能被遗弃，十分可惜！

由此可见，对于器官捐献事业的发展而言，民众能否摈弃对器官捐献的误区或偏见，并拥有一个科学而正确的器官捐献观念，确实是十分重要的！

3.3.2　七宗罪之二：相关法律缺失

我国民众受到"封建"观念统治和影响的时间已经长达数千年了。改变一个人的认知或重新建立一个新的"观念"，是十分困难的，尤其是器官捐献，还涉及了"生与死"的"大事儿"，更加增加了普及该"认知"的难度。

此外，器官捐献相关工作人员可以依赖的"法律武器"，仅仅是《人体器官移植管理条例》《中国心脏死亡器官捐献分类标准》《脑死亡标准及实施办法》（草案）和《人体捐献器官获取与分配管理规定（试行）》等法律法规或行业规范，而我国仍然未能颁布实际意义上的脑死亡和器官捐献的法律法规，使得在器官捐献的实际工作中，工作人员始终存在很大的障碍或风险。

因此，我们只有从国家层面，推行和宣传相关的政策观念，从法律层面，探索和颁布相关的法律法规，从行业层面，制订和实施相关的行业规范，由上至下，由点及面，由官到民，尽快为脑死亡制定相关法律法规，大力宣传脑死亡理念，使得民众都能够树立科学和正确的器官捐献观念，这样的话，器官捐献事业才有可能获得蓬勃而快速的发展！

3.3.3 七宗罪之三：补偿机制缺位

众所周知，器官买卖，极其容易滋生出权钱交易，甚至致人"无辜"死亡等严重后果，早已成为我国法律中明令禁止的违法行为。同时，这也是一项令人十分不齿的不道德行为，即便是在全球范围内，也仅有"伊朗"这一个国家公开承认"器官买卖合法化"。因此，目前国内所有的器官捐献都必须是"自愿、无偿"的行为。

事实上，有调查指出，约有 30% 的"潜在器官捐献者"都关心着器官捐献的经济补偿问题。

有一种观点认为，逝世后，将可用的器官捐献出来，还能挽救其他人的生命，给生者留个念想，所以，不能让经济补偿来"抹黑"这种高尚的行为。否则，器官捐献就容易被人理解成死者家属买卖器官而给家属增加额外的心理压力，这是不符合伦理道德的。

同时，也有另一种观点认为，所捐献的器官毕竟是器官捐献者身体的一部分，如果器官捐献者不愿意捐献器官，这种做法也应该是完全可以被理解的。器官捐献行为，是个人"大爱无私"奉献精神的最高体现形式，是"奉献自我，挽救他人生命"的高尚行为，也是现代社会精神文明高度进步的标志之一。如果能够对器官捐献行为建立一种科学、规范、合理和透明的经济补偿机制，就既能体现国家、社会对器官捐献者这种极具正能量的奉献行为的褒扬，还能够减少民众误解，并缓解器官捐献者家属的心理压力。同时，还保障了捐献者家庭应有的权益与尊严，甚至还能促使更多的民众愿意参与到器官捐献事业中来，最终形成全民了解器官捐献，全民支持器官捐献，全民参与器官捐献的大好局面，从而有效缓解我国器官短缺与庞大等待器官移植人群之间的尖锐矛盾，并挽救更多在生命线上挣扎的终末期疾病患者及其家庭。事实上，很多潜在器官捐献者及其家庭都可能面临着救治医疗费用高昂或家庭后续生活压力较大等难题，因此，从人道主义的角度出发，从鼓励、宣传和倡导这种"正能量"的角度出发，对器官捐献者及其家属酌情予以一定数额经济救助或荣誉奖励的行为，是符合人之常情，十分有必要的，同时，也是被国家和社会所认可的。因此，这种器官捐献后的补偿行为，与器官买卖行为，是有本质性区别的！

　　但是，截至目前，我国的器官捐献补偿机制仍处于探索阶段，各地的医疗机构对器官捐献者及其家属的补偿形式、补偿额度及监管机制等都参差不齐，亟待国家、地方或行业协会出台相应的符合国情或地区特色的器官捐献者及其家属补偿机制。抑或是，大力引进社会力量或民间资本成立相关的器官捐献慈善救助基金，逐步建立和完善科学、规范、合理和透明的救助标准，采取"一事一议""一人一议"的评估方式，对经评估生活确实有困难的器官捐献者及其家庭给予一定程度的经济救助，而对于无偿捐献器官者的家庭，则应给予表彰和荣誉称号，同时，在其直系亲属的就业、升学及考核方面，甚至在家属未来可能存在的器官移植等医疗需求方面，给予适当的优先和照顾。由此，使得普通民众能够摈弃"落后观念"，并愿意捐献和敢于捐献。

3.3.4　七宗罪之四：社会诚信危机

在我国，中国红十字会总会和国家卫生健康委员会是中国人体器官捐献体系中的主导部门，其中，中国红十字会总会及其下属的省市各级红十字会，是宣传动员、报名登记、捐献见证、缅怀纪念及救助激励等器官捐献相关性社会工作的关键力量。但是，曾经轰动全国的"郭美美事件""卢湾红会天价餐费事件"以及"赈灾款项流向不明"等诸多负面新闻，都使得中国红十字会，这个曾被人们视为官方慈善机构的国家级事业单位的社会公信力一落千丈。

尽管某些事件后续被证明与红十字会没有直接关系，但"坏事传千里"的事实，也着实让中国红十字会体验了一把现代信息社会中"众口铄金，积毁销骨"的残酷和无奈！

因此，作为身陷"社会诚信危机"当中的红十字会工作人员，在开展"器官捐献"相关工作时，势必容易遇到民众的误解和抵制，相信红十字会将通过努力彻底转变和抹去民众中对红十字会的"错误"观念，重新建立起红十字会人道、博爱和奉献的光辉形象，继续充分行使其体现无私、大爱和奉献精神的职责与权利，并纠正民众对器官捐献的"偏见"，并使其走出"认知误区"。

3.3.5　七宗罪之五：医患关系紧张

在我国的器官捐献体系中，国家卫生健康委员会及其下属的省市各级卫生行政部门及所有医疗机构，主要承担着业务指导、技能培训、器官获取及器官移植等各项器官捐献相关性医疗工作。因此，作为器官捐献的具体实施方，各级医疗机构与红十字会机构是一种"相互支持，不分主次，相辅相成"的合作关系，只不过，与红十字会机构一样，国内的医疗机构及医务从业人员同样身陷"诚信危机"，医患关系始终还是处于相对紧张的态势，当器官捐献相关的医疗人员向周边民众进行器官捐献相关的普及、宣传和实施工作时，面临的却是器官捐献家属的不解、拒绝和漠视时，其心中也是有很大压力和困扰的。

尽管如此，器官捐献相关医疗人员，仍然能够秉承着"不放弃任何一次可能"的信念，承担着他人无法理解的压力，不辞辛苦，耐心地与家属沟通，积极宣传和普及器官捐献理念。

因此，如何缓解医患之间的这种矛盾，营造和谐的医疗环境，提高民众对器官捐献观念的接受度，是当下国家医疗改革和器官捐献事业发展的重点。

3.3.6　七宗罪之六：专业支持不足

众所周知，我国的实体器官移植事业起自于 20 世纪 60 年代，距今已有半个世纪，在之后的很长一段时间里，器官移植所用的供体都是来源于死囚（绝大多数）或者是活体器官捐献（极少数），导致这种现象的原因，一方面源于国内相关法律法规的缺失，另一方面源于公民逝世后器官捐献观念的普及和推广程度不足。

然而，随着时间的推移和社会的进步，国家、社会及器官移植专业人员也都发现了既往器官捐献模式的弊端，尤其是死囚器官捐献，更是不被国际社会及移植界所认可，甚至成为某些不法分子政治攻击的武器！

因此，我国也逐渐开始了公民逝世后器官捐献事业的探索和发展，不过，一直到2003年（距今仅仅不到20年），才由深圳市红十字会，在全国率先出台了第一部有关器官捐献的地方性法规；2007年3月，我国正式颁布《人体器官移植条例》；2010年3月，我国在全国范围内正式启动中国人体器官捐献试点工作；2012年7月，正式成立中国人体器官捐献管理中心，由此，掀开了我国器官捐献事业法制化建设和发展的新篇章！

也正因为此，我国器官捐献事业发展时间仍然较短，因此，存在诸多的问题和不足，比如：

（1）专业人员有待增加：作为器官捐献工作的一线工作人员，器官捐献协调员，乃是一个实实在在的新兴职业。截至目前，我国专门从事器官捐献的协调员数量仅仅2500余名，尚不到3000人，而且，作为"潜在器官捐献者"的"首诊负责人"，国内绝大多数的重症监护室或急诊科医生，也许都尚未建立起器官捐献的理念或缺乏与红十字会和器官移植中心合作的机会，由此而导致很多"潜在"器官捐献者失去了器官捐献的机会。

（2）专业水平有待提高：器官捐献，作为一项极为严肃和讲究科学依据的工作，对脑死亡判定医生和器官捐献协调员的专业素养提出了极高的要求。而目前国内拥有脑死亡判定资格的医院和人员也严重不足，而协调员也大多是由低年资临床医生、护理人员或医院的行政人员"转行"而来，其所具备的器官捐献相关专业知识仍有待进一步培训和提高。

（3）监管工作有待加强：目前，在器官捐献方面，我国各地普遍都存在监管缺位、信息不透明等问题。在器官供求严重失衡的情况下，无偿捐赠的器官如何公正、公平地分配到真正有需要的患者身上以及如何减少器官获取组织跨区域获取等，就成为了潜在捐献者及器官移植和捐献管理者最为担心的问题。不过，近期我国新近颁布的《人体捐献器官获取与分配管理规定（试行）》有望在一定程度上起到"查漏补缺"的作用。因此，我国器官捐献事业的发展，必然离不开政府及专业管理部门的大力支持和投入。

3.3.7 七宗罪之七：公益力量欠缺

当然，器官捐献，除了是一项事关医疗事业的工作以外，还是一项事关社会公益和精神文明建设的工作，因此，它的发展，除了需要加大专业投入以外，也固然离不开社会公益力量的支持和参与！

现如今，在我国，尤其是经济发达的省市，"慰问老人""救济贫困人群""节约用水""志愿献血"等各种公益或慈善项目早已深入人心，参与人数也与日俱增，活动规模及社会影响也是逐渐扩大，使得很多公益或慈善观念都已成为民众"不可或缺"的"认知"或"常识"！

但是，器官捐献，作为个人层面上最高形式的"奉献"或"公益"事业，在国内的开展和宣传时间尚短，使得其普及的广度和宣传的影响程度远远不及其他类型的公益或慈善事业，再加上本身还具有一定的专业性要求，对参与器官捐献宣传公益人员的医学素养要求更高，还时常会面临着伦理和法律问题，进一步影响了民众乐于参与器官捐献公益事业的积极性。以上诸多不利因素，都是导致器官捐献公益力量欠缺，事业发展举步维艰这一尴尬现状的主要原因。

　　其实，民众是否参加公益活动，对器官捐献的态度也是有一定影响的。参加过志愿者活动的民众将更加愿意捐献器官，也更加愿意尽自己的能力使他人获得幸福。这充分表明，随着社会主义精神文明建设的不断推进，随着器官捐献观念在全社会公益人士的不断普及和宣传，随着了解、参与和支持器官捐献事业的民众数量逐渐增多，器官捐献事业终究也会逐渐发展并普及开来。

　　尽管目前国内的器官捐献事业仍然存在这样那样的困难和阻碍，但是，笔者坚信，国家和社会都始终在努力做出改进。因此，器官捐献事业的未来一定是光明的，毕竟，正如著名作家海明威先生所说，这个世界如此美好，值得人们为它奋斗！

肝移植受者、家属与联谊会

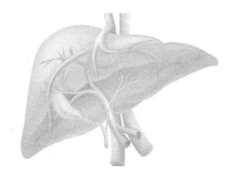

4.1　肝移植受者的众生相有哪些?

在过去十余年的临床一线工作生涯中, 笔者曾与数千名的器官移植受者(以肝移植受者为主)有过接触和了解, 长年累月下来, 总结出了四例典型的肝移植受者的类型:

1. 谨慎相(谨小慎微型)

对于已经亲身经历过器官移植手术的移友而言, 想必器官移植手术并不会给他们带来太多快乐、愉悦或幸福的记忆(估计回想起来, 还会有所"后怕"呢), 比如: 重症监护室各种仪器的嘈杂声音、手术室里消毒水的刺激气味、手术伤口愈合时的疼痛感觉以及缴纳各种医疗费用时的无奈心情等等, 再加上器官移植手术后随时可能发生的各种并发症所伴随的担心和恐惧; 使得不少移友们在移植术后都始终抱着一种"谨慎"的态度(严重者, 甚至表现为"胆小"或"抑郁")。

而在这些谨慎相(谨小慎微型)移友们当中, 典型者的表现就是: 一旦身体稍有不适(如发热、尿色发黄或咳嗽等), 就会立即联系移植手术的主管医生, 希望立刻接受口服药物或输液治疗, 担心自己是不是发生排斥反应了? 是不是需要吃抗生素啊? 需不需要立即住院输液? 在当地会不会耽误病情啊? 尽管大部分这些情况都属于过分担忧, 虚惊一场而已!

对于移友们的"谨慎"心情和举动, 是百分之百可以被理解的，这也正是器官移植术后的随访工作，日益受到移植医生重视的根本原因所在！

2. 依从相（谨遵医嘱型）

正常情况下，在医生面前，患者确实是处于劣势的地位，这种情形在短时间内应该还不会有太大改变，毕竟，一般的患者无法掌握那么多的医学知识。也许，随着人工智能 / 机器人时代的来临，随着普通民众（包括患者）学习能力的提高，医患之间这种信息不对等的不平衡状态也许将被打破！

在器官移植医生面前，依从相（谨遵医嘱型）移友还是占据了绝大多数的比例。

依从相（谨遵医嘱型）移友们一般都能记得日常生活的注意事项、按时按量服药并定期复查等，其实这些工作都是器官移植受者生存时间延长、生活质量逐渐改善的重要保障！

其实呢，每一例成功的器官移植手术，都不仅仅是医生的技术和药物的疗效，还有移友和家属们日常生活的自律和自觉。

3. 自主相（奋发图强型）

如今，人们的学习和理解能力越来越强，获得医学相关信息的途径日益增多，不同行业间的资讯交流也越来越频繁，尤其是对于移友和家属而言，器官移植事关自身的健康和生命，往往更愿意花费时间和精力去学习了解和掌握。因此，也就诞生了一小部分自主相（奋发图强型）移友，不仅具有较强的依从性，还能够较好地监测并记录自身病情变化，自主学习器官移植的相关知识并吸取其他病友的经验和教训，结合自身情况，在理性地与医生探讨病情后，自主选择相应的治疗方案。

4. 无畏相（无所畏惧型）

"大难不死，必有后福"这句话，在移友这个特殊群体当中，应该是具有特殊含义的。因为不少移友都说过类似下面的话："现在过的每一天，都是老天给的利息""人生短短几十年，还不得及时享受享受生命啊！""连器官移植手术都扛过来了，还有什么事情能吓到我？"等，这都是典型的无畏相（无所畏惧型）表现。

也许在器官移植术后的早期阶段，他们还能"怀有畏惧或谦卑之心"，然而，随着术后时间的延长，他们就将逐渐进入"以自我为中心"的思维和行为模式，并"选择性遗忘"自己的身份，比如：忽略术后生活的注意事项（"就稍微喝了一点儿酒，没事儿""没办法，不熬夜，完不成工作啊！"）、无法按时或按量服用药物（"偶尔少吃一顿，应该没关系吧？""唉，昨天事儿多，又给忘了！"），甚至，将"定期复查"也丢于脑后（"没事儿，现在感觉挺好的""下个月再查吧，今天还有事儿"或"无所谓，别浪费钱了！"）等。

对移友们而言，"藐视病魔、提高自信"的"无所畏惧"精神确实也值得称赞，但是，"重视复查、提高认知"而非"无知"的做法，才更值得大家学习和实践的。

移友众生相的由来，作为"风险高""创伤大""技术难"手术的代表，器官移植手术对任何一名术前的预移友而言，都不啻于是一次"生死未卜"的"挑战"。而对于成功度过这次"命中劫数"的术后移友而言呢，则往往会因为亲身经历了生病、求医、手术及康复等过程，而整个人都容易在肉体上、精神上及心理上等方面发生变化，再加上，每位移友的家庭情况、人生经历、知识层次及认知能力等都各不相同，也就造成了对待健康、医疗、社会、人生及生命的态度和行为各有差异。由此，也就诞生了以上各不相同，而又各有特色的"移友众生相"。

笔者认为，关于移友的不同"相"，无所谓孰优孰劣（就如同人的血型、属相、星座之类，各有所长，自有特点），而且，同一位移友，在不同阶段或不同情形下，可以在不同的"相"中，相互转换，甚至一人多"相"。因此，各位移友们也不用生搬硬套，非得给自己戴上某个"相"的标签，如果那样做的话，倒真的是"着相"了！

如果各位移友们能够做到：预防方面"谨小慎微"、复查方面"谨遵医嘱"、治疗方面"奋发图强"及心态方面"无所畏惧"，那么，患者移植术后的未来生活一定是美好和幸福的。

4.2 肝移植受者——"五有新人"

4.2.1 第一要素：有缘

作为一名新时代的"五有新人"，肝移植受者，所具备的第一要素就是："有缘分！"

这是因为，肝移植，与其他外科手术的最大区别之一就是，它是一门事关"两个人"的手术，所以说，对于任何一名肝移植受者而言，都需要有一定的"缘分！"

如今，在国内已经全面普及公民逝世后器官捐献（DCD）的新时代，任何一名终末期肝病患者，都需要等待一个合适的，来自"自愿捐献者"的供肝，才能接受肝移植手术！而且，即使是亲体肝移植，也需要供体捐献的肝脏与受体相匹配才行。

因此，每一名新时代的"五有新人"，其实都是有"缘"之人！

4.2.2 第二要素：有量

作为一名新时代的"五有新人"，肝移植受者，所具备的第二要素就是"有胆量"。

这是因为，作为步骤最为复杂、技术难度最高及手术风险最大的腹部手术之一，接受肝移植，意味着"生死抉择"，对于任何一名肝移植受者而言，都需要具备一定的"胆量"！

因为，如果不选择肝移植的话，绝大多数失代偿期肝硬化患者的预生存期都不会超过六个月或是生活质量将受到严重影响。而如果选择肝移植的话，就现有的技术水平而言，受者们赢得这场"生死一搏"并由此踏上"康庄大道"的概率是远远高于50%的。

话又说回来，尽管现今国内外的绝大多数大型器官移植中心里，肝移植都已成为常规性手术，但是，任何一台肝移植手术（不论手术难易程度如何），都还是具有高风险性的。而且，在术前谈话中，肝移植医生都仍然会交待无数的、不可预知性的风险和意外，所以说，没有一定"胆量"的话，肝移植受者估计在术前谈话的阶段，就得立马"缴械投降"了！

4.2.3　第三要素：有财

作为一名新时代的"五有新人"，肝移植受者，所具备的第三要素就是"有财力"！

这是因为，就以目前国内的经济发展现状，对于普通百姓而言，肝移植确实仍属于一项负担较重的医疗技术（少则数十万，多则上百万不等），所以说，对于任何一名肝移植受者而言，都需要具备一定的"财力"！

值得庆幸的是，目前"国家将肝移植手术纳入医保范畴"的趋势已经越来越明显了，在不久的将来，这个"小目标"就将得以实现了！

不过，任何一台肝移植手术，不论是本身的手术工作量（不仅是涉及供体和受体的两台手术，而且，所涉及的手术人员及所需的手术时间都远远超过一台普通的外科手术），还是手术的难度或风险，肝移植都是最具技术含量和最能体现医生辛苦的外科手术之一。从某种程度上来讲，其手术费用高于普通外科手术也是理所应当的，所以说，对终末期肝病患者而言，还是有一定的"财力"要求门槛的！

4.2.4 第四要素：有识

作为一名新时代的"五有新人"，肝移植受者，所具备的第四要素就是"有见识"！

这是因为，肝移植作为一门相对"高冷"的临床医学专业，自其诞生以来，就不曾具备"惠及大众"的特点，绝大多数受者在接受肝移植手术之前，都难以"识得"它的"真面目"，更别说身体健康的普通大众了，所以说，对于任何一名肝移植受者和家属而言，都需要具备一定的"见识"才行！

随着知识大爆炸、信息化普及和经济水平发展，人们每天都在主动接触或被动接受无数的新鲜知识，各个专业的医生也在不断宣传或普及本专业的医学知识，使得人们越来越容易接触并了解各种医学知识，其中，当然也包括肝移植相关知识了！

4.2.5 第五要素：有爱

作为一名新时代的"五有新人"，肝移植受者，所具备的第五要素就是"有人爱"。

这是因为，每一位终末期肝病患者，在真正接触肝移植之前，大都经历了漫长而坎坷的肝病就诊经过。因此，在接受如此高风险和高难度的肝移植手术的时候，如果没有自身爱惜生命的信念支撑，没有自己一家人的爱作为后盾，没有医护人员的关爱作为支持的话，相信绝大多数终末期肝病患者在了解肝移植手术后，都会"望而却步"的！

所以说，对于任何一名肝移植受者而言，都需要有一定的"爱"的力量！

每一位肝移植受者，在其漫长的肝移植等待期间，在病房接受术后治疗时，在术后康复及随访当中，无时无刻不被家人的"爱"和医护人员的"关爱"所包围。尤其是，对于接受亲体肝移植的受者而言，为了挽救亲人的生命，自愿捐献自身的一部分健康肝脏，承担全身麻醉和肝脏切除手术的风险，忍受肌肤被手术刀切割和愈合的痛苦，这难道还不能说明，肝移植受者是一个有"人爱"之人么？在现代社会，恐怕很难能找到比亲体器官移植更能凸显亲人之间深厚感情的例子吧？

最后，希望，每一位移友都能成为新时代的"五有新人"，再总结一下新时代"五有新人"的五大特征：缘、量、财、识、爱！（原谅才是爱，似乎也有一点道理）

4.3　器官移植受者联谊会的简介

随着肝移植手术的日益成熟，术后管理水平逐渐提高，术后存活的肝移植受者（"移友"）数量越来越多，全国各地各个器官移植中心的肝友们也自发的成立各自的移植受者联谊会，比如天津市第一中心医院的"凤凰社"、北京武警总医院的"彩虹俱乐部"及青岛大学附属医院的"青岛市器官移植受者联谊会（青谊之家）"等。

每当看着来自全国各地的肝脏、肾脏及心脏的器官移植受者们积极而乐观的精神面貌，朴实而认真的生活态度，以及热情而活跃的健康英姿时，都由衷地为他们感到高兴，也为自己所工作的领域而感到自豪。同时，也希望各位移友们能够积极参与这方面的活动，在积极展示自身风采的同时，结识更多的新朋友，开启自己的另一段人生！

4.3.1　"器官移植受者联谊会"的意义

一般来说，器官移植受者联谊会是由各地的器官移植受者们自愿组成，并依托于当地某个大型器官移植中心而存在的非营利性公益群体。对目前的器官移植和器官捐献发展而言，器官移植受者联谊会的出现和存在，意义十分重大。

（1）宣传器官移植，积极推动器官移植事业的发展。作为一批经历过病魔折磨而又成功重获新生的"幸运者"，他们往往怀有一颗"感恩"和"敬畏"之心，对人生的感悟也较常人更为深刻。所以呢，移友们往往能以更为积极的态度对待人生，也愿意为了公益事业而奉献自己的力量，如宣传器官移植、配合器官移植医生的工作以及帮助处于"病痛"之中的病友等。而且，其受益者绝不仅仅是器官移植领域，也还包括其他与器官移植相关的事业，如器官捐献、遗体捐献、角膜捐献、爱心献血、爱心基金的筹备和捐赠以及医学科普健康教育等，而"移友联谊会"无疑已成为上述诸多领域共同合作与发展的绝佳舞台。

（2）加强器官移植受者间相互交流，增进彼此的友谊。为了能够更好交流术后康复经验、对疾病和人生的重新认识以及探讨生活中可能遇到的难题等，各地联谊会成立早期大都是由一些热衷于社会活动，比较活跃的移植受者提出和参与的。他们花费大量的精力和时间建立起这种供移植受者互相交流的平台，以便大家进一步加强彼此之间的交流，增加彼此的友谊；而作为同样经历过器官移植这种"生死考验"的"战友们"，他们彼此沟通起来也能有更多的共同语言和感受，也能为彼此术后的健康生活增加更大的信心和更多的鼓励，相信这种"战友情"是要浓于一般的朋友之间感情的；而"移友联谊会"可以充分发挥纽带和平台的作用，从而成为向终末期疾病患者、向医务人员以及全社会展现器官移植"医学奇迹"的绝佳舞台。

（3）开展丰富多彩的联谊活动，帮助大家尽快回归社会，提高生存质量。现如今，对于终末期疾病患者而言，器官移植的意义，已经不再仅限于挽救其生命而已，更重要的是延长其生命并提高其生活质量。因此，"移友联谊会"可以为曾经经历"器官移植"这种"生死考验"之后的移友们提供了展现自我能力，展现重生风采的绝佳舞台，比如：旅游、聚会、文艺表演及运动会等，让移植受者术后能够重新体验到正常人的生活而告别"病怏怏"的状态，同时调整他们的"患者"心态，能够更加积极地面对术后生活，使得术后生活从"忍受"过渡到"享受"，从而提高术后的生活质量。

（4）联合医生开展科普及患教活动，提高大家的专业认知水平。"移友联谊会"的目的，不应该仅局限于移友们之间的交流，其更为远大和重要的目标还应该包括通过举办器官移植相关的医学科普活动，成为进一步促进医患关系以及提高移友们医学认知水平的绝佳舞台；由于当下的很多联谊会都是依托于大型的器官移植中心而存在，所以呢，联谊会也常常会联系器官移植专家，为大家进行医学健康知识普及和患者教育等相关活动，向大家讲授器官移植的相关知识，提高大家的"专业"素养，避免一些术后并发症的发生，从而增强移友们术后顺利康复的信心，这样的话，医生指导移友们，移友配合医生们，使得移友们和移植专家们之间形成一种"医患一条心"的亲密关系，大大地改善了医患之间的关系。

（5）扩大器官移植的影响，使得大家更为科学的看待和接受器官移植。"移友联谊会"将成为扩大器官移植影响，使得大众广泛知晓或了解器官移植的绝佳舞台；有了联谊会，器官移植受者能够参加各种社会活动，如器官捐献的宣传、移植运动会等，而看到这些鲜活的、发生在身边的现实事例，大量尚处于"病魔折磨"中的终末期疾病患者就能够有更加坚定的信念和战胜病魔的强大信心，从而加入到器官移植的大队伍中来。这样就使得器官移植医生能够挽救更多的终末期疾病患者，而更多的患者又能再影响身边更多的患者，最终使得社会上的普通民众也能够更为科学地看待器官移植，而不再害怕或抵触器官移植。

5

肝移植术后注意事项有哪些？

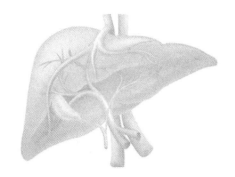

5.1 肝移植后应该注意些什么?

5.1.1 食

（1）卫生：永远是"食"的第一原则，尤其是水果、海鲜、烧烤之类，注意合理饮食、干净卫生，以免肠胃闹意见；

（2）适量：饮食适量，六七分饱即可，切记，美味虽好，可也不能贪吃；

（3）健康：低油低脂、低盐饮食、多吃新鲜蔬菜；

（4）舒服：如油炸类（炸鸡腿或烧烤）、辛辣类（辣椒）、生冷类（海鲜、冰淇淋或水果）及刺激类（茶或咖啡）等，应该少吃影响胃肠道功能及消化的食物；

（5）无损：合并有高血压、高血糖、高尿酸或冠心病等代谢类疾病的移友们，更加需要注意相关饮食的"禁忌"了，应避免进食过多高盐、高糖、高尿酸、高胆固醇或高脂的食物，以免加重合并症的病情；

（6）不要吸烟：吸烟有害健康、影响身体恢复；

（7）有效：记得服药的时间与进餐时间保持间隔，以保证药物的有效性！

5.1.2 衣

（1）及时添衣：天气转凉之后，要及时增添衣服，以免受凉生病，影响术后恢复。

（2）及时更衣：秋冬季节，移友们活动或锻炼之后，因为身体出汗后，皮肤毛孔都呈舒张状态，容易给致病性微生物可乘之机，极易着凉，应该及时沐浴更衣。

（3）佩戴口罩：呼吸道传播性感染性疾病是秋冬季最为频发的疾病，而佩戴口罩是最基础，也是最简易的预防方式。强烈建议，秋冬时节外出时佩戴口罩，而且，口罩也要记得及时予以更换才好。

5.1.3 住

大家在术后生活期间，免不了要参与一系列的集体活动：如在家里聚餐或在酒店里聚会或在歌厅里 K 歌，但是，如果移友们去人多、热闹的地方，尤其是通风条件不佳的地方，一定要注意做好自我防护：

（1）戴口罩；

（2）房间多通风：如果天气冷的话，还请错开房屋通风的时间；

（3）减少在房间里停留的时间：室内人多空气不流通，室外人少空气好；

（4）勤洗手：手其实是诸多病菌传播的重要媒介，一定要勤洗手，尤其是儿童受者，家长们一定要做好教育工作；

（5）避免与有感冒症状或吸烟的朋友们久处一室等。

5.1.4 行

移友们与家人、朋友或同学，在外出旅游时，也一定要谨记：人身安全，食品安全，财务安全！带足药物，按时服药，按量服药！

5.1.5 睡

（1）维持自己的日常作息规律；

（2）不要熬夜：23：00 点之前入睡为佳；

（3）睡前注意保持情绪的稳定：如避免喝茶或咖啡、观看令人激动的电影等，必要时，可以服用相关药物以助睡眠。

5.2 肝移植后应知应会

所谓的"应知应会",指特定岗位上的工作者应该了解、知道、掌握的基本知识和应该会做的基本技能!而在"器官移植"这个领域,"应知应会"则指各位移友和家属应该了解、知道和掌握"器官移植"相关的基本知识和应该掌握的基本技能。

5.2.1 移友为何需要"应知应会"?

作为新时代的移友和家属们,都不应该始终被动地接受医务人员的"监督"和"服务",而应该了解更多的"器官移植"相关知识和信息,以更加积极并最大程度地保障自身健康。

(1)时代发展的需求

随着器官移植技术的不断进步和推广,受益于器官移植而健康存活的移友数量也在逐年增加,但是,器官移植毕竟是一门极其复杂和精细的科学,并不是每一位移友和家庭都能够在接受器官移植术后就能立即掌握一些"应知应会",从而能够科学应对器官移植术后生活的种种"巨大变化和挑战"的。

随着移友和家属们对自身健康注重程度的不断提升以及对术后生活质量水平的更高要求,绝大部分的移友和家属们都将会存在诸多方面的实际需求，而且，此类需求也会日益增长且逐渐多样化。当然，随着"融媒体"时代的来临以及信息化手段的日新月异，"新移友"也能通过种种途径从各种新媒体上获取一些有关"器官移植"的医学知识，但是，依靠移友和家属们的这些自身努力是远远无法满足实际需求的，甚至于，还可能"走了弯路"。

因此，移友和家属们有必要了解和掌握更多的"应知应会"，以提高自我管理能力，使得自身能够做到"早预防、早诊断、早治疗"，最终提升生活质量并改善远期预后！

（2）特殊领域的需求

肝脏移植手术，作为各种终末期肝脏疾病的最佳治疗手段，它在成功拯救无数移友们生命的同时，也意味着，移友们在移植术后需要与体内的这位"异己"（"移植物"）"终生和平共处"。而维持二者"和平相处"的有效方式之一就是：长期服用包括"免疫抑制剂"在内的很多药物，以维持机体各个脏器的正常运转。

不过，俗话说，"是药三分毒"，所有的这些药物其实都需要经过肝、肾等重要脏器进行代谢（解毒和排泄），因此，长期服用这些药物本身就对"移植肝"这个"娇弱"脏器的"代谢"能力提出了很高的要求。而且，作为一柄威力巨大的"双刃剑"，免疫抑制剂，一方面，需要安抚体内"异己"（移植物）并使之正常工作，另一方面，又成为了影响机体抵御"外敌入侵"能力的"不安定"因素（尤其是各种感染）。更何况，长期服用免疫抑制剂，这本身就容易出现一些免疫抑制剂相关的"副作用"，如糖尿病、高血压、肾功能不全及新发肿瘤等。

再加上肝移植术后可能出现各种各样的术后并发症,因此,移友们有必要了解、知道和掌握一些"应知应会",以掌握器官移植术后并发症的相关知识,知晓种种特征,以便早诊早治,尽可能避免并发症的发生。

(3)医疗沟通的需求

在成功接受肝脏移植手术之后,移友们就将与体内的"战友"(即移植肝)"共同进退"了。因此,对于这位"生死与共"的"战友",移友们是绝对有必要与其和谐共处并时刻了解这位"战友"工作状态的。然而,移友们自身是无法了解体内这位"战友"状态的,而是必须与另一位"战友"(即医务工作者)"精诚合作",才能够得以实现的。因此,在漫长的术后时间里,移友和家属们都仍然需要与移植主管医生保持一种长期的、稳定的沟通关系。那么,如何能够提高自身与移植主管医生的沟通效率,如何营造一种相对轻松而和谐的沟通氛围,也就成为移友和家属们需要了解和掌握的内容了。

因此,移友和家属们有必要了解和掌握一些"应知应会",以便更为有效地、更为得体地与移植主管医生沟通交流,并最终实现与供肝"和谐共处"而健康存活。

5.2.2 "应知应会"的具体内容

(1)定期复查:毫无疑问,对于移友和家属们而言,与病魔的斗争,无疑是一场持久性的战役。因此,及时反馈每次复查结果及治疗方案的变化情况,对于医务人员在制定今后康复方案的过程中将具有极其重要的作用。

（2）就诊流程：对于诸如预约挂号、门诊就诊和住院检查等准备工作的熟识程度，将很大程度上决定各位移友和家属术后复查的工作效率和就诊体验。

（3）沟通技巧：通过进一步学习沟通技巧，从而与这些"战友"进行科学而有效地沟通和交流，对提高移友们术后复查效率和生活质量也具有极其重要的作用。

（4）正确服药：所谓正确服药，指的是服药种类、服药剂量、服药时间和服药方式均正确无误。

（5）药物反应：俗话说"是药三分毒"，移友们长期服用药物，难免存在不同程度"中毒"的可能。作为移友和家属，如果能够了解这些常用药物的"中毒"症状，就可以早期发现，并及时告知于医生，从而接受相应的"解毒"治疗，进一步提高自身的"抗毒"能力和长期存活的概率。

（6）术后并发症：提高对这些术后并发症临床表现的认知程度，对移友改善自身的整体预后，也将是有益无害的！

（7）自我监测：由于自身机体"防御系统"的功能受限，移友们需要密切监测自身情况的变化，同时还应该了解一些诸如饮食、运动及怀孕等日常生活中的注意事项，以提防体外"病魔"的入侵或体内"异己"的"罢工"，以提高术后的生活质量。

5.3 肝移植后为什么需定期复查？

5.3.1 器官移植受者因素

　　肝脏移植手术与其他外科手术的根本区别在于，患者不仅需要"移"去一个失去功能的器官（很多外科手术都是这类，如胆囊切除术，子宫切除术和阑尾切除术等）之外，还需要"植"入新的一个器官，也就是说，机体需要接纳一个"新"的"零件"。而由于人体的免疫系统天生就具有保卫自身的本能，为了能够使得机体的"内部成员"不互相攻击（避免免疫系统攻击这个新的供肝使得肝细胞破坏，即发生急、慢性移植物排斥反应），肝移植受者在做完肝移植手术之后，就需要借助"外来力量"来缓和内部成员的矛盾，这股"外来力量"就是预防移植物排斥反应的免疫抑制剂，而为了维持这种内外成员的平衡，即监测有无急、慢性移植物排斥反应发生的迹象，移植受者也就需要接受定期复查。

　　此外，定期复查还有助于提高移植受者们的术后生活质量。接受器官移植手术，对于移植受者及其家属的生活都是一个巨大的应激事件。手术前，受者和家属迫于病魔的威胁，可能是在极其被动的情形下选择了器官移植手术，而当受者度过围手术期，身体基本恢复正常之后，拥有一个稳定、健康而幸福的移植术后生活，也就自然而然的成为了移植受者及其家属的共同目标了。

而为了达到这个目标，受者术后接受定期复查的过程就显得格外重要了：一方面可以定期向移植医生反馈术后的健康状况并接受专业监测，从而提高自己能够重新拥有健康生活的信心；另一方面，移植受者定期与移植医生进行沟通，也有助于及时获得专业诊治的机会，避免病情诊治的延误，提高远期存活的机会。

5.3.2 器官移植药物因素

免疫抑制剂是一类"功能强大但又挑剔"的药物，只有在服用免疫抑制剂使得体内药物浓度达到稳定的治疗水平的前提下，器官移植受者才可以与体内的"新零件"和平共处，享受幸福的术后生活；但是，由于在不同人体中，免疫抑制剂的吸收和代谢过程具有明显的个体差异性，尤其是目前的一线抗排斥药物，如他克莫司和环孢霉素等，为了达到同样的血药浓度水平，不同人之间的服药剂量相差很大，而且，药物的有效浓度范围比较小，浓度稍高一点儿，容易导致药物不良反应增大，略低一些呢，又容易出现移植物排斥反应，所以，为了预防血药浓度波动导致移植物功能受到影响，定期复查以检测血药浓度就显得十分必要，也是十分重要的措施了。

此外，长期服用免疫抑制剂容易导致相关的不良反应：如高血压、高血糖、高血脂、骨质疏松症、感染、肾功能不全及新发肿瘤等，而监测这些副作用的发生以及及时处理，就是器官移植术后复查的主要任务之一。也正因如此，目前大多数器官移植中心的免疫抑制剂管理策略都是联合用药以及尽量少用药，其根本目的就是在保证不发生移植物排斥反应的前提下，尽量减少免疫抑制剂所带来的不良反应。

其实，最理想策略是停用免疫抑制剂，但目前的停药经验尚不成熟，未能得到大范围的推广，不过，真心期待这一天能够早日到来。那样的话，移植受者们术后并发症的发生率就能降低很多，医生们的工作压力也能减轻很多，移友们的生活质量水平也能有很大的提高。

5.3.3　器官移植医学因素

如今，器官移植领域已进入技术水平相对成熟的时期，器官移植医生的目的已经不仅仅停留在挽救终末期疾病患者生命的层面上，而是上升到了"不仅要救患者生命，还要使得患者术后生活质量更高，生活时间更长"的更高层面，对器官移植术后中远期并发症的研究水平和诊治水平的不断提高和发展，正是达到该目标的基础和根本手段。只有对移植受者进行长期、定期的监测，才能获得相关的临床资料，才能进行相关的临床和基础研究，才能提高术后并发症的诊治水平，最终才能更好地造福更多的移植受者，共同推动器官移植事业的发展。

随着国内器官移植事业的蓬勃发展，越来越多的器官移植中心成立了负责移植术后管理的专业团队（移植专科门诊或移植内科病房），其工作内容及方向与注重于提高手术技术水平、拓展移植供体来源及提高供体质量的器官移植外科截然不同，更倾向于移植术后并发症的防治及提高受者远期生活质量水平，今后器官移植术后管理将会形成新的专业，也势必为提高术后受者生活质量水平做出更大的贡献。因此，器官移植受者术后进行定期复查，保持定期监测，不仅是对维护自身移植物功能和保持自身健康的基本保障，也是对移植事业的大力支持和无私贡献！

5.4　肝移植后为什么强调依从性?

　　医生与患者，是位于同一战壕中的战友，而"疾病"才是二者共同需要面对的敌人。因此，在对抗病魔的这场战斗中，医生和患者的"合作"能否成功，其影响因素很多，如医生的专业技术水平、患者自身的耐受能力、患者对医生嘱托的顺应程度（即依从性）以及疾病的危害程度等等，由此可见，从患者的角度而言，最重要的事情，也许就是和医生这一特殊战友的"相互配合"吧，那么，医生为什么总是向患者强调"依从性"呢?

5.4.1　什么是依从性?

　　依从性（Patient compliance / Treatment compliance，PC/TC），也称顺从性或顺应性，指患者按医生规定执行与医嘱一致的行为，反之则称为非依从性；依从性就是患者实际所完成的医疗相关行为与医嘱相符合的程度，其内容包括治疗、服药、饮食、锻炼及康复等。

　　那么，医生为什么总是向患者强调"依从性"呢? 那是因为：如果患者依从性很差而不遵医嘱或执行程度不足的话，医生的治疗方案就无法起效，那疾病也就无法痊愈。因此，在战场上，士兵准确和有效地执行命令是极其重要的，这也就是医生总是向患者强调"依从性"的根本原因。

5.4.2 依从性的影响因素

尽管"依从性"指患者的行为与相关医嘱的一致性，但实际上，"依从性"的影响因素并不仅仅是患者方面，而是多方面的，如：

（1）医生自身因素：作为与疾病作战的主力军，医生自身因素对患者的"依从性"就起到了巨大的影响作用，比如：

1）医生的权威性：同样是医生，想必患者更愿意遵从一名来自三甲医院的主任医生的医嘱（依从性好），而非社区医院的"小医生"的医嘱（依从性差），这种区别导致依从性显著差异的原因是显而易见的。

2）医生的专业性：由于医学仍然是一门比较强调临床经验的科学，所以，对于某些特殊领域的疾病而言，尽管是同一级别的医生，但专业性却也可以明显影响患者的依从性。对于器官移植相关并发症，一名在大型器官移植中心工作的副主任医生的处理水平，就很有可能要高于非器官移植专业的主任医生。所以，对于医学而言，"专业"往往就意味着"权威"，值得患者"依从"。

3）医生的亲和性：亲和性的高低，决定了彼此的信任程度，作为医生而言，单纯强调自身的"权威性"和"专业性"并不能完全影响患者的"依从性"，其亲和性也是一项重要的影响因素。

（2）医疗环境因素：除去"医生"这一战友的因素外，战斗能否胜利，作战计划能否得以顺利执行，还取决于整体的作战环境，如医疗氛围、就医体验及医疗费用的承受能力等。如果医疗氛围很差（如医患纠纷或"医闹"事件频发，甚至于伤医案件不止等恶劣医疗氛围），抑或脏乱差的就医环境或医疗人员服务水平欠佳、个人经济收入水平较低或医疗保障力度较差等，都容易导致患者拒绝接受相应治疗或根本无力接受治疗，即依从性较差，也就最终导致治疗中断或病情加重。

（3）患者"医商"因素：除却医生及医疗环境等因素，作为患者本身，也对其依从性有着重要的影响。其中最主要的影响因素就是患者的"医商"水平（相当于对作战计划的理解能力和执行能力），而所谓的"医商"，就是指人们科学认知疾病和理性处理医疗行为的水平或能力。"医商"值高的患者，其对疾病的认知能力更强以及处理医疗行为的理性程度更高，对于医嘱能够进行更加科学地理解（了解病情的相关知识以及执行治疗方案的重要性）和解读，因此，患者的执行程度也将更高，执行效果也更好。

（4）疾病自身因素：患者依从性的高低，不仅仅与医生和患者有关，其实，跟疾病本身也有一定关系。

对于器官移植受者而言，由于服用免疫抑制剂导致自身的免疫力偏低，如果消毒不彻底或处理不及时，"皮肤擦伤"这类问题有可能会继发局部感染、皮肤溃疡，严重者可导致全身播散性感染。所以，正是因为感染的危害性较大，谁也不愿意冒着"因小失大"的风险或承受"悔之莫及"的后果，这也就导致了患者的依从性能够得以提高，所以说，患者依从性的高低也会受到疾病的危害性影响。

因此，从以上"依从性"的各个影响因素考虑，患者的依从性并不单纯受到患者自身因素的影响，其实还涉及医疗环境、医生水平、患者医商及疾病本身等多方面内容，那么，为了提高依从性，我们应该做哪些努力呢?

5.4.3　提高依从性的措施

如果想提高"依从性"，可以从以下几个方面做工作，如:

（1）改善医疗的整体环境:减少医患纠纷及杜绝"医闹"及"伤医"现象，提高大众对医生的尊重程度以及提高人们的经济收入和社会医疗保障力度等;

（2）加强医务人员的建设:提高医生的诊疗水平及医务人员的服务水平;

（3）提高患者的"医商"值:提高患者对诊疗计划及疾病的科学认知。

5.5 有关免疫抑制剂的那些事儿

目前，器官移植领域常用的"特种武器"有糖皮质激素（Glucocorticoids，GC）、环孢素 A（Cyclosporin A，CsA）、他克莫司（Tacrolimus，FK506，Tac）、西罗莫司（Sirolimus，Rapa）、霉酚酸酯（Mycophenolate mofetil，MMF）等几大类，考虑到它们各自的作用机制这方面内容过于晦涩，所以，有必要就这些"特种武器"的"特殊说明"（不良反应、用药原则及特殊情况处理）做一介绍。

5.5.1 不良反应

（1）糖皮质激素（GC）：糖皮质激素是运用范围最广的一种免疫抑制剂，比如器官移植、自身免疫性疾病、皮肤病及风湿性疾病等多个领域。长期服用糖皮质激素容易出现糖尿病、骨质疏松症、消化道溃疡及感染等副作用。因此，目前肝移植领域对于糖皮质激素的使用趋势是尽量少用，尽早停用，减少毒副作用，以提高存活率及生活质量（但不包括自身免疫性肝病受者等特殊情况）。

（2）环孢素 A（CsA）：人类历史上第一个取得临床成功的经典免疫抑制剂，挽救了无数的器官移植受者，也彻底扭转了器官移植受者移植物排斥反应发生率过高的不利局面，其主要的副作用有肾损害、肝损害、神经毒性、多毛、牙龈增生、高血压、高血脂、感染和高尿酸血症等。

（3）他克莫司（FK506）：与环孢素同属钙调磷酸酶抑制剂（CalciNeurin Inhibitor，CNI类）一类，但免疫抑制强度更大，是目前免疫抑制治疗的一线用药，其不良反应也与CsA类似，常见的有肾损害、高血压、糖尿病、神经毒性、高血脂、感染和高尿酸血症等。

（4）西罗莫司（Rapa）：与CsA和FK506作用机制有所差异，具有一定的免疫抑制作用，还具有一定的抑制肿瘤发展作用，无明显肾功能损害。因此，在肾功能损害或肿瘤的移植受者中，Rapa具有一定的优势；此外，Rapa只需要每天服用一次（与CsA和FK506不同），因此，对提高受者的依从性也有很大帮助，其常见副作用有骨髓抑制（白细胞或血小板减少）、高血压、间质性肺炎和感染等。

（5）霉酚酸酯（MMF）：免疫抑制作用较弱，但没有明显的肝肾毒性和骨髓抑制，也不引起高血压和糖尿病。因此，MMF也被认为是CsA和FK506的"最佳伴侣"。其常见不良反应有胃肠道反应（腹泻，恶心等）、骨髓抑制及感染等。

5.5.2 用药原则

（1）平衡原则：尽管服用免疫抑制剂的根本目的是预防急、慢性移植物排斥反应，但随之而来的后果是，容易导致受者的免疫抑制力下降，从而出现感染。因此，如何在预防排斥和预防感染之间找到一个最佳的平衡点，是每个器官移植医生所追求的目标。

（2）个体化原则：由于每个患者的年龄、原发疾病、合并的基础疾病、术后时间及免疫状态等因素都各有不同，因此，调整免疫抑制剂方案都需要了解具体情况的主管医生来决定。

（3）科学服用原则：由于免疫抑制剂不良反应很大，因此，如何科学"使用"而不"滥用"，对其疗效及受者预后都具有重要的临床意义，比如 FK506，MMF 及 CsA 等药物，均需要间隔 12 小时服用，最好在餐前 1 小时或餐后 2 小时服用，以免影响吸收，两次服药间隔时间不应少于 8 小时，否则可能导致严重的毒副作用。

5.5.3 特殊情况处理

（1）呕吐：如果在服用免疫抑制剂后出现呕吐，应按下列方法增加药物用量或者遵医嘱，并注意监测浓度（结合药物的吸收时间以及既往经验所得）：服药 0 ~ 10 分钟内呕吐时，加服全量；服药 10 ~ 30 分钟内呕吐时，加服 1/2 量；服药 30 ~ 60 分钟内呕吐时，加服 1/4 量；服药 60 分钟以后呕吐时，无需加服。

（2）腹泻：如果在服用免疫抑制剂后出现腹泻，应按下列方法增加药物用量或遵医嘱，并注意监测浓度：水样便（每日 5 ~ 6 次），需加服 1/2 剂量；水样便（每日 3 次），需加服 1/4 剂量；糊状软便时，无需加服。

5.6   肝移植术后服药的那些事儿

尽管器官移植术后"免疫耐受"现象已越来越受到器官移植领域医生及移友们的重视，近年来也取得了不小的突破，但是，其研究成果仍然尚未在临床工作中得以普及。因此，众多的移友们仍需要长期服用免疫抑制剂，以维持移植物的功能稳定；此外，对于伴有病毒性乙型肝炎、胆道并发症、糖尿病或高血压等常见合并症或并发症的移友们，则需要服用更多的药物以维持自己的健康水平，由此而引发出一个临床上极其常见，且极易困扰移友及其家属们的问题：如何合理安排这些药物的服用时间，以尽可能减少服药对日常生活和常规复查所带来的困扰呢？

考虑到静脉或外用类药物一般是不会存在患者"吃错了"的风险，本文仅仅探讨经口服用的药物，静脉点滴、肌内注射或皮下注射等非口服用药途径的药物均不在讨论范围之内，特此说明！

5.6.1   药物相关的背景知识

什么是药物？相信大家都很好理解，药物就是那些通过影响机体生理、生化和病理过程等方法，用来预防、诊断、治疗疾病和计划生育的化学物质，一般分为中药、化学合成药物和生物药物（此文以西药为例，即化学合成药物，且为口服类药物）。

药物经口服用之后，一般会经过吸收、分布、代谢和排泄等过程，其中吸收、分布和排泄属物理变化称为转运，代谢属于化学变化，亦称转化（主要在肝脏中进行）。由于需要确保药物在它的作用部位达到安全而有效的浓度，一般就需要精确控制药物的给药剂量和服药间隔时间，否则，药物效果将受到明显的影响，毕竟，理想的治疗效果取决于准确的作用部位、合理的服药时间及安全的药物浓度等三大要素，缺一不可。

（1）服药剂量：是根据药物吸收及体内分布来决定的。一般来讲，在安全用药范围内，药物剂量越大，其在体内的有效浓度越高，药效也就越强，成正比关系；但如果超过这个范围或限度，则不单是药效增强了，药物的副作用也会相应地加重，甚至于容易引起药物中毒或危及生命危险等严重后果，因此，服药剂量极其重要，患者千万不能自行增加或减少药物剂量，尤其是那些不良反应明显而安全剂量范围又较小的药物（比如：免疫抑制药物、心血管药物和抗肿瘤药物等）。

如果服药剂量少了（比如漏服），那么一般会导致治疗效果减弱，这时，如果是距离上次服药时间较短的话（10分钟之内），就可以临时补上漏服的剂量（如果间隔时间太长，额外服药就没有什么意义了，还可能增加不良反应，建议不如把服药时间顺延12小时或1天）；如果服药剂量多了，那么，就可能会导致该药物的不良反应发生率增加，这时就只能静观其变，自己密切注意观察有无药物不良反应出现。

（2）服药次数：是根据药物在体内代谢的快慢来决定的。代谢快的药物则服药次数多，代谢慢的药物则服药次数少，其目的都是为了体内药物浓度保持在一个有效的范围内。同一种药物，有的剂型要求每日服药 2～3 次，而缓释剂型则每日只需服用 1 次。医生往往都会向患者交待服药次数，如每日 2 次（每隔 12 小时服药 1 次），每日 3 次（每隔 8 小时服药 1 次）或每日 4 次（每隔 6 小时服药 1 次）。

如果服药次数过多（比如：原本每天只需服用 1 次，实际上却"贪多"或"遗忘"导致多服了 1 次），那么可能会导致药物在体内蓄积（副作用增加），可密切观察自身有无副作用或顺延下次的服药时间（这次提前 1 小时服药，那下次服药时间也提前 1 小时，依次顺延）；如果服药次数过少（即漏服药物），则导致药物有效浓度偏低，效果减弱，可及时补上漏服药物，或直接停用一次，从下次服药时间开始重新服药（必要时，可根据临床效果，适当延长药物的治疗间隔时间或谨遵医嘱）。

（3）服药时间：是根据药物药理作用及物理性质来决定的，如空腹（清晨）、饭前（餐前 30～60 分钟）、饭时（与餐同服）、饭后（餐后 5～30 分钟）、睡前（睡前 5～30 分钟）等。以上有的规定是为了提高药物疗效，有的规定是为了减少不良反应，比如：对胃有刺激性的药物，饭后服用可以减轻对胃的刺激，而胃肠解痉药、止吐药和治疗肠道炎症的药物，饭前服用则可提高相应的疗效。一般来说，偶尔一次服药时间弄错了的情况，对自身影响不会太大，但为了达到最好的治疗效果以及尽可能少的不良反应，还是要遵照医嘱执行。

有关药物的服用时间及方法在说明书上有明确的记述，但有关器官移植受者的服药问题，实际上包含了很多学问。而且，每位器官移植受者及其家属都曾或多或少的受其所困，都曾反复向其主管医生"讨教"过服药时间安排相关的问题！尽管已经了解了上述的服药注意事项，但仍然会经常困扰于服药的诸多"烦恼"当中，而且，这种服药烦恼现象的发生，是存在其固有缘由的，比如：

1）移友们术后所需服药种类繁多：由于需要预防移植物排斥反应，移友们在术后仍然需要长期服用免疫抑制剂，如他克莫司（以普乐可复为例）、环孢素（以新山地明为例）、吗替麦考酚酯（以骁悉为例）、西罗莫司（以雷帕鸣为例）及糖皮质激素（以美卓乐为例）等，绝大部分移友需要服用其中的1～3种免疫抑制药物，个别移友甚至需要服用4种。

而大部分国内移友可能还需要预防乙肝复发及控制高血压、糖尿病或冠心病等慢性疾病，从而，大家都需要长期服用抗乙肝药物（以恩替卡韦为例）、降压药物、降糖药或抗凝药等，而按时服用具有这些不同作用的药物，对维持移植物功能和移友的健康都是十分必要的。

2）移友服药时间容易彼此冲突：大部分移友需要服用的药物种类较多，而且，部分药物需要每日服用2～3次，尤其是，服用免疫抑制剂时，需要考虑不同药物之间的相互作用，以及药物与食物之间的相互影响（以避免影响胃肠道对免疫抑制剂的吸收），甚至于，有的移友每天服药的种类可多达7～8种，每天的服药次数可多达十余次。由此可以想象，这些不同种类药物的服用时间就容易出现冲突，而这些移友及家属也就容易因为不知如何调整服药时间而"烦恼"不已，也正因为此，移友们才会频繁发生"服错药"或"漏服药"等事件。

3）移友服药容易影响日常生活：一般情况下，为了保证移友们所服用药物达到最大程度的吸收和利用，绝大部分药物都需要空腹服用（部分对胃肠道刺激性大的药物除外）。因此，移友们需要将服药时间与三餐的进餐时间相互错开，甚至，有的药物要求服药时间与进餐时间错开 1～2 小时，这样一来，诸如一日三次的进餐活动、饭后甜点、水果或上班、上学等移友日常生活中的很多方面，都容易受到服药时间的影响和烦恼，而肝移植手术的"最终目标"，应该是提高移友的术后生活质量！

4）移友服药容易影响术后复查：对于器官移植术后的移友而言，定期复查移植物功能及免疫抑制剂血药浓度，是监测其移植物功能的重要手段。而所需监测的免疫抑制剂血药浓度水平（此浓度是临床医生调整免疫抑制剂用量的重要参考标准之一），通常指服药之前的谷值浓度，即机体在服用单次药物之后，血药浓度均会随服药时间延长而逐渐升至最高浓度值，然后，因药物在体内被代谢而会导致血药浓度逐渐下降。因此，在此期间，血药浓度的最大值称为峰值，至下次给药前的最低值称为谷值浓度，一般以在下次服药前半小时左右采取血样所测得的药物浓度为参考。

因此，移友们在服用需要定期监测血药浓度的免疫抑制剂时，如他克莫司、环孢素及西罗莫司等，就需要尽量调整此类药物的服用时间（甚至还需要考虑上班和上学的时间），使之能与临床的采血时间达成一致，尤其是已经出院并于门诊接受定期复查的移友，必须考虑到门诊复查及门诊采血时间的特殊性，而如果移友是在住院期间接受复查的话，服药时间则可以"相对自由"一些。

5.6.2 重要的参考因素

为了让各位移友们更好地理解本文后面所提供的"服药安排表"，有必要先向大家分析一下"合理安排服药时间"所需参考的各种重要因素，比如：

（1）一日三餐因素：在移友们所经常服用的药物当中，有些药物对进食时间是有要求的，比如他克莫司或恩替卡韦，就需要空腹服用，以最大限度增加机体对药物的吸收，在他克莫司的说明书中提到，最好是在空腹或至少进食前 1 小时或进食后 2～3 小时服用他克莫司胶囊，以达到最大吸收量；而熊去氧胆酸（如优思弗）或糖皮质激素（如美卓乐或泼尼松），则可以在进食后服用，同时，服用他克莫司缓释胶囊或西罗莫司时，移友们则只需每日上午服用一次药物，即可"解放"出晚餐的进食时间。

（2）门诊复查因素：对于术后需要定期监测药物血液浓度的药物而言，移友们则需要考虑到服药与门诊复查的关系，毕竟服药是移友自身的事情，但门诊复查工作，则涉及门诊医生及采血护士的工作时间；因此，服用他克莫司、西罗莫司或环孢霉素等药物时，移友们最好是充分考虑到门诊复查至采血之间所需的时间，否则，采血过早易导致所测血药浓度高于实际浓度，而采血过晚又容易导致所测血药浓度低于实际浓度；

如上所述，临床医生所参考的血药浓度，往往是以服药前的谷值浓度作为药物剂量调整的重要参考指标，因此，一般均建议，采血时间是在服药前半小时以内为宜。

（3）工作或学习因素：随着肝脏移植术后生存质量的逐渐提高以及儿童肝移植手术的常规开展，越来越多的成人肝移植受者可以在术后回归到正常的工作岗位当中，而儿童肝移植受者也都逐渐长大而进入幼儿园或学校接受教育。因此，服药也往往会成为移友们进行正常工作或学习的重要影响因素之一（尤其是上午需要空腹服用的药物），甚至，有些移友并不想让同事或同学知道自己或儿女接受过肝脏移植手术，服药的时间安排就显得更加重要了。

（4）药物作用因素（分为两方面）：

一方面是药物本身的作用：如糖皮质激素（如美卓乐或强的松），一般都建议早餐后一次性服用：一来，可以减少糖皮质激素对下丘脑—垂体—肾上腺皮质系统的反馈抑制，因为人体糖皮质激素分泌的高峰在早上 8 ~ 10 点，随后逐渐下降，到夜晚 12 点分泌最少，因此，顺其自然服用的话，糖皮质激素的副作用最小；另外，还可以减少糖皮质激素对胃黏膜的损伤：毕竟长期服用糖皮质激素，易导致消化道溃疡等副作用；而服用降压药物也应注意类似事项：如果一天服用一次的话，建议在早上起床后半小时服用，饭前或饭后均可，如果没有胃部疾病的话，则建议最好在进食前 20 分钟以上服用；如果是每天服用两次，则第一次用药在早上起床后半小时以内，第二次可以在下午 4 ~ 6 点之间服用为宜。

另一方面则是药物之间的相互作用：如果移友们同时需要

服用多种药物的话，往往需要考虑这些不同药物之间的相互作用，就拿器官移植受者当下最为常用的免疫抑制剂（FK506）举例，诸如酮康唑或苯巴比妥等可以显著影响 FK506 血药浓度的药物，如非临床需要，敬请各位移友尽量不要混合用药，以免增加 FK506 血药浓度导致毒副作用增加或降低其血药浓度而提高移植物排斥反应发生的风险。此外，服用胃黏膜保护剂时，应注意服用前或服药后 1 小时内不宜服用其他药物，以免影响后者的吸收。

5.6.3　一份模拟的服药方案

例：现在有一位中年移友因"乙肝相关性终末期肝病"接受了肝脏移植手术，既往有高血压病史，目前为肝移植术后 1 个月，其较为常见的服药情况：

（1）免疫抑制剂方案（预防排斥反应）：他克莫司：1mg/ 次，每日 2 次；吗替麦考酚酯：500mg/ 次，每日 2 次；美卓乐：4mg/ 次，每日 1 次；

（2）抗病毒药物（预防乙肝复发）：恩替卡韦：0.5mg/ 次，每日 1 次；

（3）利胆治疗药物：熊去氧胆酸胶囊：500mg/ 次，每日 3 次；

（4）预防血栓形成药物：拜阿司匹林（阿司匹林肠溶片）：100mg/ 次，每日 1 次；

（5）预防消化道溃疡药物：泮托拉唑：40mg/ 次，每日 1 次；

（6）控制血压的药物：硝苯地平缓释片：30mg/次，每日1次。

在上述的"模拟服药清单"中，可以发现：该移友每天需要服药12次，服药种类为8种，考虑到其术后才1个月，这种服药情况还算"基本正常"；如果该移友术前曾伴有冠心病或糖尿病等合并症的话，其服药种类和服药次数只会更多。当然，如果后期恢复顺利的话，服药种类和次数也可能变得更少。

免疫抑制剂的服药时间：

（1）他克莫司：建议其服用时间为早晚9点，理由如下：

1）早晚9点服用他克莫司，对日常生活影响不大：移友的早餐和晚餐时间可以安排在早晚7点，不影响白天的工作和晚上的业余生活，此外，还有助于早睡早起，养成一个良好的生活习惯；

2）如果早晚9点服用他克莫司，有利于门诊复查及采血：门诊的医生和护士都有相对固定的工作时间，一般都是7点30分至8点上班，再加上缴费及排队等程序所需时间，9点服药是相对比较合适的，而如果服药时间过早的话，则容易错过采血时间。

当然，有些移友更倾向于提前找医生开具好化验单并缴费，然后在复查当天直接去采血以节省时间，但是，提前开具化验单有可能会影响复查质量，毕竟，如果复查时间距离开具化验单的日期间隔时间过长的话，移友的身体情况可能会出现变化。因此，主管医生往往需要结合移友近期状况而调整其复查项目，否则，术后的复查工作就显得太过机械化程序化。

（2）吗替麦考酚酯，其说明书写的是，当口服后，本药吸收迅速完全，并完成体前代谢，转化为活性代谢产物吗替麦考酚酯（MPA），并未强调是否需要空腹或与进餐时间错开。因此，建议大家在早晚6点服用吗替麦考酚酯。

（3）美卓乐，考虑其药物作用机制，建议大家将之与硝苯地平缓释片及泮托拉唑一起，在晨起（大概6点）服用即可。

（4）恩替卡韦，考虑其每日服用一次，且需空腹服用，因此，大家可以在晚上睡觉前或下午3点左右服用，均不影响晚餐或日常生活。

（5）熊去氧胆酸胶囊，由于其本身呈弱碱性，吸收的最有效部位是中等碱性环境的回肠，而与食物同服时，可减少胃酸对其吸收的影响，因此，在三餐后随餐服用或饭后半小时内服用即可。

考虑到由于拜阿司匹林为阿司匹林肠溶片，本身就具有抗酸性，所以在酸性胃液不溶解而在碱性肠液溶解，其对胃部的刺激性较普通剂型阿司匹林要小得多。因此，建议大家，在晚餐前服用拜阿司匹林。

因此，综合以上种种考虑，大家就可以得出一份"服药时间安排表"了，具体如下：

6：00 起床后，服用吗替麦考酚酯、美卓乐、硝苯地平缓释片和泮托拉唑等药物；

7：00 早餐，之后可服用熊去氧胆酸胶囊；

9：00 服用他克莫司胶囊；

12：00 午餐，之后再次服用熊去氧胆酸胶囊；

15：00 （或临睡前）服用恩替卡韦；

18：00　服用吗替麦考酚酸及拜阿司匹林等药物；

19：00　晚餐，之后再次服用熊去氧胆酸胶囊；

21：00　服用他克莫司胶囊。

尽管，有关制定"服药时间安排表"所提及的注意事项值得各位学习，但是，这份"安排表"毕竟只是针对一名"模拟移友"所制定的建议，只能供大家参考，具体的实际操作还是应该与您的主管医生商量为准。

5.7 肝移植受者妊娠的那些事儿

随着肝移植术后健康存活的受者日益增多，存活时间也逐渐变长，相信绝大多数肝移植受者和家属都会有疑问："女性移友能否妊娠？妊娠有哪些需要注意的特殊事项？妊娠的后果如何？"等，考虑到"妊娠"这个问题的特殊性和重要性，下面就向大家解答一下这个疑问。

5.7.1 妊娠的需求

目前，在肝移植患者中女性占 1/3，其中 1/3 为育龄期妇女（18～49岁），仅美国就有近 14 000 例育龄期女性进行了肝移植，且每年都约有 500 例女性在等待肝移植。此外，还有15% 的女性肝移植患者为儿童；而在我国，据《2011 中国肝移植注册年度科学报告（CLTR）》数据，成人肝移植受者中的女性受者比例为 16.35%（总数超过 3400 例，育龄期女性超过 50%），而到了 2015 年，儿童肝移植受者中的女性受者比例已高达 51%（共 273 例）；再加上目前国内的"二胎"政策已正式实施并推广，在不远的将来，肝移植受者的妊娠需求将越来越强烈，也必然将成为肝移植医生、受者及其家属所要共同面临的问题。

5.7.2　是否能妊娠

对于肝移植术后育龄期的女性受者，97% 的女性患者都可恢复正常月经及生育能力，一项对 82 例肝移植女性患者的研究发现，在 46 岁以下的妇女中，有 95% 的妇女在术后 1 年之内能恢复正常月经周期，有 72% 的妇女在术后能恢复性生活；值得注意的是，恢复性生活也是移友们术后高生活质量水平的重要体现。

而且，早在 1978 年，世界上就报道了第一例肝移植后妊娠（除了新生儿体质量偏低外，妊娠过程及结局都非常完美），而我国的首例肝移植后足月妊娠后分娩的报道则发生于 2005 年，尽管怀孕期间出现了妊娠肝内胆汁淤积症、贫血及胎儿生长受限，以及产后出现感染、移植肝功能恶化等并发症，但最终也获得了"母子平安，顺利出院"的美满结局。迄今为止，国内外报道的肝移植术后育龄女性受者成功妊娠并分娩也已经有数百例之多。

而对于肝移植男性受者而言，术后的性功能普遍都较术前有所改善，而且，肝移植手术对其生育能力的影响更小。据 2010 年美国国家器官移植后妊娠登记处（NTPR）报道，已有 65 例男性肝移植受者使妻子受孕 103 次并生育 109 名子女，国内亦有多个中心报道过男性肝移植受者术后生育的临床案例。

所以，肝移植术后受者是完全可以妊娠的。

5.7.3 避免妊娠的方式

由于肝移植术后受者的生育能力很快就能恢复，而术后早期怀孕的妊娠结局较差，风险也很高，所以在没做好妊娠准备之前（尤其是术后前 2 年），受者及其家属的避孕也是非常重要，常见的避孕方式及建议如下：

（1）定期禁欲和体外射精：前者影响了移友们术后的生活质量，而后者也已证实是无效的避孕方法，因此，二者均不推荐；

（2）屏障避孕法：虽然避孕失败率高达 15% ~ 30%，还具有增加尿路感染的风险，但由于没有药物的相互作用及价格低廉，所以，仍然值得推荐；

（3）避孕套：是唯一一种可以阻止性传播疾病的有效避孕方式，适用于没有固定性伴侣的人群；

（4）宫内节育器：非常有效地避孕装置，但亦能增加感染的概率（对于使用免疫抑制剂的肝移植受者，宫内节育器可能是最好的选择）；

（5）口服避孕药：应该谨慎使用，因为药物要经过肝细胞色素 P450 系统代谢，要关注药物间的相互反应（特别是与环孢霉素和他克莫司的相互作用）；如果使用口服避孕药应频繁监测肝功能，并且术后肝功能需要稳定至少 6 ~ 8 个月而且没有其他禁忌证；

（6）手术绝育：既避免了药物的相互作用，又可以非常有效地防止意外妊娠，适合没有生育要求的受者。

5.7.4 妊娠的时机

肝移植受者如果希望受孕，在移植前需要接受避孕的建议和适当的医学建议，男性或女性肝移植受者均适用以下标准：

受者在妊娠前必须接受相关咨询：包括胎儿结局的潜在高风险，如死产、早产和低体质量（低体重儿）及孕妇合并症的潜在高风险，如先兆子痫和妊娠期糖尿病等。虽然分娩的决定取决于受者，但是受者必须接受移植后妊娠风险的咨询，而不仅仅接受禁止妊娠的建议。

如果受者有受孕的意愿，就需要保持她的移植状态（移植物功能正常，免疫抑制药物的剂量稳定且维持在最低水平）、一般健康状态（肾功能、心血管系统功能和呼吸系统功能良好）、相关并发症（糖尿病、高血压及感染等）及心理状态等，在怀孕前，必须处于最佳状态。

根据"美国移植协会"的相关共识，建议妊娠前满足的临床条件有：怀孕前1年没有出现移植物排斥反应；移植器官功能正常而且稳定；没有急性感染可以影响胎儿的生长发育；免疫抑制维持在稳定的剂量。

对于最佳受孕时间仍然有争议，但是建议在肝移植后2年左右：到了术后这段时间，受者的临床过程一般比较稳定，发生移植物排斥反应的风险较低，服用免疫抑制剂的剂量一般也都维持在最低水平，而且，受者发生感染的风险也比较低。

5.7.5 药物对妊娠的影响

为了避免对母亲和胎儿产生潜在的不利影响以及预防移植物排斥反应，肝移植受者在妊娠期间的免疫抑制剂应维持在最低水平，研究显示，孕期免疫抑制剂的血浆浓度相对稳定，应该严密监测免疫抑制剂的血浆水平，维持怀孕的生理变化和正常的移植物功能，避免过低或过高而破坏孕期的生理变化。

计划怀孕前至少 12 周应停止使用的免疫抑制剂（均属于妊娠 D 类药物），具体如下：

（1）霉酚酸类药物（骁悉、赛可平和米芙等）：由于存在明显的致畸风险，FDA 已经发出关于妊娠前 3 个月胎儿流产和先天畸形的风险和警告，这种药物目前列为怀孕期间禁止使用的药物。

（2）硫唑嘌呤：虽然对人类不产生致畸作用，但在怀孕期和母乳喂养中使用有引发癌症的风险，同时，怀孕早期胎儿暴露在硫唑嘌呤可能会增加先天畸形的风险，特别是心室心房中隔缺损。

（3）mTOR 类药物（西罗莫司和依维莫司）：由于缺乏肝移植术后怀孕期间使用的证据，所以，安全起见，建议在怀孕之后禁止使用这两种药物，而应以钙调磷酸酶抑制剂（CNI类，包括环孢霉素和他克莫司）代替。

怀孕前可继续使用的免疫抑制剂：钙调磷酸酶抑制剂（CNI 类，包括环孢霉素和他克莫司）和糖皮质激素。

考虑到国内肝移植受者中的原发疾病以乙肝相关性疾病为

主，所以，对于抗乙肝病毒治疗期间意外妊娠的肝移植受者，如需要口服核苷类似物，可在充分沟通、权衡利弊的情况下，继续应用妊娠 B 级药物（如拉米夫定、替比夫定或替诺福韦，而禁用恩替卡韦或阿德福韦）抗病毒治疗，不建议终止妊娠。

尽管 CNI 类药物可能使得精子数量和活动度降低，而西罗莫司可损伤实体器官移植受者的性腺和生殖功能。但据 2010 年美国国家器官移植后妊娠登记处（NTPR）报道的 65 例男性肝移植受者使妻子受孕 103 次并生育 109 名子女中，活产率为 88%，其新生儿早产、低体重和畸形的发生情况与健康人群类似，国内亦有类似报道，由此看来，肝移植男性受者的服药情况对新生儿应该影响不大，但从安全起见，仍应尽量避免服用 mTOR 及妊娠 D 类药物。

5.7.6 妊娠的结局

移植受者与普通人群孕产妇死亡及大多数不良妊娠结果的差别不是很明显，但肝移植术后妊娠仍属于高危妊娠，而且，胎儿死亡、分娩前孕产妇和胎儿并发症的发生率，在肝移植者中，高出 2 ~ 3 倍。

母体相关的风险包括：先兆子痫、妊娠期高血压疾病、妊娠期糖尿病、剖宫产，以及移植肝脏功能的丧失，而先天畸形及分娩的安全性与普通孕妇相同。据 NTPR 的一项分析了 121 例接受肝脏移植术后妊娠女性孕期并发症的研究报道，在这些患者中，肝移植到妊娠的平均间隔时间为 4.3 年，其中，高血压性疾病占 35%，感染占 27%，子痫前期占 23%，妊娠期糖尿病占 5%，妊娠期间移植肝排斥反应占 8%，妊娠后 2 年内发生移植肝功能丧失占 7%。由此可见，肝移植术后女性受者的高血压及感染发病率还是比较高的，值得临床医生及受者予以重视。

其常见的胎儿并发症包括：自然流产、早产、新生儿低出生体重及胎儿宫内生长受限等。根据 NTPR 的一项纳入 111 例肝移植受者的 187 次妊娠结果的研究可知，肝移植术后妊娠女性新生儿妊娠结局的情况如下：活产 73%，低出生体重 30%，早产 30%，自然流产 19%，治疗性流产 6%，死胎占 2%。可见，尽管移植术后女性所生的新生儿中，早产儿和低出生体重儿所占的比例较高，但多数肝移植术后妊娠受者都可以取得良好的结局。

5.7.7 妊娠后注意事项

肝移植术后妊娠患者都应作为高危妊娠处理，为了保障妊娠过程的顺利进行以及母婴的共同安全，文献报道的相关建议如下：

（1）在妊娠期间，多次进行移植物及胎儿的超声检查，在必要时应行肝脏穿刺活检了解移植物状况；

（2）应该检测胎儿及母体的巨细胞病毒（Cyto Megalo Virus，CMV）感染状况（由于肝移植术后受者的特殊免疫状态，CMV 感染相当普遍，其感染率为 30% ~ 81.5%）：主要对母体行 CMV 免疫球蛋白水平检测或者检测母体有无病毒血症及病毒尿症，当母体检查阳性怀疑有胎儿感染时，应做超声及羊水检查以便确诊；

（3）由于先兆子痫发生率较高，可以给予母体小剂量的阿司匹林；

（4）监测母体的妊娠期糖尿病；

（5）在所有的分娩过程中应预防性使用抗生素；

（6）如果母体存在活动性的单纯疱疹病毒感染，应考虑剖宫产，以免生产时新生儿感染；

（7）虽然由于免疫抑制药物可通过乳汁传递给新生儿，一般不鼓励母乳喂养，但是当母亲接受皮质类固醇和（或）钙调磷酸酶抑制剂治疗，并且乳汁中药物浓度微不足道时，可以母乳喂养，而在 mTOR 类、硫唑嘌呤或霉酚酸酯治疗期间，禁忌母乳喂养。

综上所述，如果经过科学、严谨地监测和妊娠期管理，肝移植术后的受者拥有健康的宝宝是完全有可能的。

此外，在日常的临床工作中，移植相关医务工作者们还应该做到以下几点：

（1）加强对有生育需求的移友及家属进行"移植与妊娠"相关的科普教育：让更多的处于育龄期、精力旺盛的年轻移友及其家属们能够重视"移植后妊娠"对生活的重要影响。了解并掌握"移植后妊娠"的相关注意事项，做到早期备孕，科学备孕，尽量减少移植相关情况（移植物、药物、感染或其他并发症）对妊娠的不良影响。因此，只有"妊娠"之前充分做好上述准备的话，移友及其家属才有可能减少遗憾或避免"意外伤害"而获得一次理想的"妊娠"。

（2）加强移植医生和移友们的沟通，增加彼此之间的信任程度：由于"妊娠"是属于移友个人及家庭的"私事"，移植医生本来不应该干涉太多，但考虑到移友的"妊娠"可能对移友本身、胎儿及移植物等产生多方面的影响，这就需要移植医生与移友们建立更加信任、更加和谐的医患关系。因此，移植医生还是应该积极参与到移友的这件"私事"中来，让大家都以更加科学的态度来对待这件特殊的"私事"。

（3）进一步提高肝移植术后的管理水平，力争做到"精准化"治疗：肝移植医生应该全面掌握每一位移友的相关情况，及时调整其治疗方案，并积极预防相关并发症的发生，这样的话，才能避免移友自身的疏忽或认知不足，避免免疫抑制药物的潜在不良影响，最终，才能为移友提供足够的医疗保障以拥有高水平的生活质量。

5.8 肝移植受者发热的那些事儿

由于术后需要长期服用免疫抑制剂的缘故，使得移友们免疫力低下而容易受到各种病原微生物的侵扰，由此造成的结果就是，移友们的身体就很容易引起发热，这种情况给移友们造成了很大困扰，严重影响了移友们的生活质量。

本文所提的"发热"，均指肝移植手术康复出院之后受者所出现的发热，而非术后早期所出现的发热，毕竟，二者还是存在很多不同之处的，千万不要混为一谈。

5.8.1 什么是发热？

人类是一种恒温动物，历经千万年的进化，人体自身已进化出了一套比较完善的体温调节系统。正常情况下，大家都能将各自的体温维持在一定的正常范围内，以便维持机体的内环境稳定，保证机体新陈代谢等生命活动正常进行，一旦体温过高或过低，人体的细胞、组织和器官的功能就可能出现紊乱，严重时，甚至威胁生命。

而"发热"，就是当机体在致热原（导致机体发热的各种因素）作用下或体温中枢出现功能障碍时，使体内的产热过程增加，而散热过程又不能相应地随之增加或减少，最终使得体温升高超过正常范围的临床现象。

临床上，医生常根据发热程度的高低（口腔温度），将发热分为：低热：37.4 ~ 38℃；中热：38.1 ~ 39℃；高热：39.1 ~ 41℃；超高热：41℃以上。

而根据导致"发热"的致热原不同，临床上又把"发热"分为两类：

（1）感染性发热：指导致机体发热的原因是病原微生物侵入后引起，包括各种病原体，如细菌、病毒、肺炎支原体、立克次体、真菌、螺旋体及寄生虫等。而对于术后康复出院的器官移植受者而言，其感染性发热的原因多见于：

1）呼吸道感染：最为常见，尤其是冬春时节气候变化的日子，又可分为上呼吸道感染（鼻腔、咽及喉部）和下呼吸道感染（气管、支气管及肺部），一般都伴有诱因（发热前有受凉史或其他呼吸道感染者接触史等），常伴有咽痛、咳嗽、咳痰，严重者可伴有呼吸困难及喘憋等症状，化验可见血白细胞、嗜中性粒细胞及 C 反应蛋白水平升高，以及胸部 CT 提示肺部感染等症；

2）胆道感染：多见于既往接受过胆道治疗或出现肝动脉并发症的成人受者，如反复更换胆道内支架、肝内外胆道结石、胰十二指肠逆行造影术（Encoscopic Retrograde Cholangio-Pancreatography，ERCP）、经皮经肝胆道引流术（Percutaneous Transhepatic Cholangio Drainage，PTCD）、因肝动脉出血或闭塞而继发肝内脓肿或接受胆肠吻合术的儿童受者（易出现胆汁反流所致的发热）等。症状大多伴有寒战、高热、眼黄（巩膜黄染）、皮肤瘙痒、小便发黄或大便发白，以及体外胆道引流管的引流液浑浊等症状，化验可见血白细胞水平和嗜中性粒细胞水平升高，以及血清胆道相关酶学指标升高（碱性磷酸酶、谷氨酰转肽酶、总胆红素和直接胆红素等）；

3）胃肠道感染：多见于受者进食了不洁食物的情况，如路边摊烧烤、过期食物或消毒不彻底的食材等，常常出现发热，伴有腹痛及腹泻等症；

4）局部皮肤感染：多见于皮肤有破损的情况，常出现发热、伴局部疼痛、红肿等症；

5）其他部位感染：移植受者还可出现其他感染，如带状疱疹、龋齿、泌尿系感染及妇科感染等，都可能导致发热及相应系统的临床症状。

（2）非感染性发热：指导致机体发热的原因是各种非致病微生物所引起的，其原因也较多，临床常见的原因有：

1）无菌性坏死组织吸收：包括物理、化学因素或机械性损伤，如大面积烧伤、内出血及创伤或大手术后的组织损伤，以及组织坏死或细胞破坏，如恶性肿瘤、白血病、急性溶血反应等；

2）变态反应：如风湿热、血清病、药物热、结缔组织病及某些恶性肿瘤等；

3）内分泌与代谢疾病：如甲状腺功能亢进患者，发病时可出现产热增多症状，如伴有严重脱水，则可能出现散热减少而使得体温升高；

4）心力衰竭或某些皮肤病：慢性心力衰竭时，由于心输出量降低，尿量减少及皮肤散热减少，以及水肿组织隔热作用，使体温升高；此外，某些皮肤病如广泛性皮炎、鱼鳞病等也使

皮肤散热减少，引起发热;

5）体温调节中枢功能失常或自主神经功能紊乱：常见于物理性因素（如中暑）、化学性因素（如重度安眠药中毒）及机械性因素（如脑震荡、颅骨骨折、脑出血及颅内压升高）等。

由此可见，对于已经成功接受了肝脏移植手术的移友们，应该多考虑感染性发热的原因，而非非感染性原因，毕竟，后者并不是肝移植受者发热的主要因素。

5.8.2 发热后为何会如此紧张?

一旦移友出现"发热"，很多移友或家属们都会非常紧张和着急，"发烧了，咋办？吃什么药可以退烧？"对于任何一位成功度过肝移植手术的移友而言，所付出的各种代价都是巨大的，眼下的幸福生活都是来之不易的。因此，在潜意识里，始终都紧绷着一根弦儿，一旦遇到干扰或影响的因素，就想将其扼杀，所以，移友和家属们对"降温"需求就显得十分迫切。因此移友和家属们需要有理性的判断和科学地认知，注意免疫力低下时避免发生感染，也切不可过于着急而病急乱投医。

5.8.3 发热时，需要如何科学应对呢?

感染相关性并发症，的确是影响肝移植受者术后生活质量及长期存活的重要因素，那么，遇到发热时，需要如何科学应对呢?

（1）维持正确的心态。正如上文所说，发热，是机体的一种保护性机制，说明体内可能存在感染性致热原，机体的免疫系统正在对其发动攻击，正如上文对发热的分类所示，在39℃以下的发热都不认为是"高热"，因此，遇到发热时，要维持一个正确的心态，不必过于着急，慎重处理。

任何疾病的发生和发展都是有一定过程和时限的，不采取科学措施是解决不了问题的，反而更容易加重病情。

（2）密切监测病情变化，需要监测的指标主要包括：

1）生命体征情况

神志情况：由于高热可导致惊厥，尤其是儿童受者，因此，需要密切监测神志变化，一旦出现抽搐、双眼凝视或意识模糊等症状，请立即前往医院；

心率情况：人体发热时，心率自然也会随之加快，一般情况下，体温每升高1℃，心率平均增加12～18次/分，因此，只要心率在这个正常范围内，不用过于担心；

呼吸情况：发热时，受者会加快呼吸以散热，而一般来说，体温每升高一度，呼吸次数会每分钟增加4次，因此，如果受者没有出现明显的喘憋或胸闷的症状，也不用过于担心等。

2）饮食情况

发热时机体的代谢率会明显升高，机体的能量消耗会较正常情况增加很多。因此，对于发热受者而言，增加其能量和水的摄入，其实是非常重要的治疗手段，尤其是对于儿童受者，显得更加重要，毕竟儿童的体温调节能力相对差，而对能量和水的依赖程度更高。因此，发热时的"饮"和"食"，其功能不啻于治疗时的"药品"，所以，保证合理而健康的饮食是非常重要的。

3）大小便情况

大小便是反映机体代谢情况的重要指标，大小便的排泄，也是机体排毒和散热的重要方式。然而，发热时，由于机体的代谢率升高，受者极易出现小便量减少及大便干结的情况。此时，各位移友和家属，注意在发热时积极补充液体的摄入量（多饮温水）以及保持大便通畅（以免体内毒素淤积）。

（3）尽量查找发热原因，在发热时，除了需要密切监测发热受者的情况之外，尽量先"自查"一下，包括结合上文所述内容或既往的治疗病史，考虑自身可能存在的感染性致病原，①可以降低自身对"发热"的恐惧和担心；②还可以尽可能收集资料，为复诊做好准备。

（4）采取科学处理措施，发热都是机体的自我清除致热原的过程。所以，当出现发热时，首要目标不能是一味地要求尽快降温（对症处理），而应该是对因治疗并消除病因，考虑到家庭中的处理手段也确实有限，而且受者和家属"查找真凶"的难度也比较大，因此，对于发热而言，受者和家属们的处理方式还是以"对症治疗"为主，多喝水、多休息、保证能量摄入及适当服用肝损害小的退热药物（如维生素 C 泡腾片、银翘解毒片或双黄连口服液等药物）。

（5）联系主管医生，在做到"维持心态""监测病情""查找病因"等几大方面的前提下，若发热症状始终未能得到缓解，甚至还有加重趋势，比如出现高热或持续发热超过 3 天或伴有明确细菌或真菌感染（如大量咳浓痰、胆道感染病史或频繁腹泻等）证据或其他症状加重（如神志不清、憋气或无尿等），还是要联系主管医生。

5.9 肝移植受者运动的那些事儿

5.9.1 肝移植术后运动的意义

在肝移植术后早期，临床医生都会建议移友们进行各方面的运动，如下地活动，吹气球、多做深呼吸及咳嗽等简单锻炼，这些锻炼的目的，一是促进术后康复，包括心肺功能恢复、胃肠道功能恢复等；二是有助于预防肺部感染、促进机体代谢、增强康复信心、保持乐观的生活态度等，以上都是对肝移植术后早期促进康复的积极影响因素，而对于肝移植术后长期存活的移友们，如果定期积极参加运动的话，则益处更多，如：

（1）运动过程中，随着呼吸加深，心率加快，可以加强心肺功能，预防心脑血管并发症；

（2）运动可以提高肌肉力量和加固骨骼，以预防骨质疏松症；

（3）运动可使得皮肤出汗，促进体内代谢产物的排出；

（4）运动还可加强胃肠道蠕动，改善便秘；

（5）运动还可以促进脂肪、糖类的消耗，控制体重，预防冠心病、糖尿病及高脂血症等代谢并发症的发生；

（6）运动还可以刺激机体分泌内啡肽等兴奋物质，缓解

运动强度可以通过触摸手腕部位的脉搏计算，通常情况下，安全的运动强度，可以"运动结束时每分钟脉搏数为170减去年龄值"来初步判定（如没有计时器，那么，感觉到运动后有微汗也可以）；此外，可能的话，尽量选择 1 ~ 2 项运动方面的爱好并持之以恒，切忌过度运动。

最后，若运动时出现身体不适，如心慌、气促、头晕、胸痛或外伤或运动后出异常症状如发热、眩晕、头痛、腹泻、过度疲劳等，则应立即停止或者推迟运动，必要时，咨询移植医生或前往医院就医检查。

有的移友会问：运动可以提高免疫力，那么会不会有增加移植物排斥反应的风险呢？但该观点并不成立，理由如下：

（1）临床上尚未发现有"移友因为运动过量而诱发移植物排斥反应"的病例报道，也没有相关的理论依据支持"运动会诱发移植物排斥反应"。而且，如果机体的免疫系统工作过于积极的话，就可能会出现自身免疫性疾病（免疫系统攻击自身的器官或组织，导致器官功能障碍），但事实上，我们也并没有发现运动员中的自身免疫性疾病发生率更高。

（2）肝移植术后受者都长期服用免疫抑制剂以预防移植物排斥反应，单纯运动所能增加的免疫力并不足以抵消免疫抑制药物的强大免疫抑制作用。

（3）最直接的证据就是，越来越多的移友们通过运动拥有了健康、展示了风采、增加了自信、收获了友谊、赢得了人生（正如我国移友们在世界移植运动会及国内移植运动会的高光表现一样），而并没有哪位移友因为增加了体育锻炼而出现移植物排斥反应，甚至失去了宝贵的"移植物"。

因此,单纯运动锻炼并不会增加移植物排斥反应的发生率,希望更多的移友们能够加入运动家族,通过运动加强自身的身体素质,并以积极向上的态度去拥抱未来的生活!

5.10 肝移植术后饮食的那些事儿

5.10.1 重视饮食的重要性及其原因

（1）饮食是人类赖以生存的方式：除了氧气和水分外，能量是维持生命最为急需的营养要素，人们必须通过不断地进食才能获得赖以生存的能量；而肝脏作为人体最为重要的消化器官，在饮食和健康方面都起着极其重要的作用，因此，作为肝移植受者，大家自然会在饮食方面给予额外的重视。

（2）饮食是肝移植术后生活质量水平得以提高的重要表现：在接受肝移植手术之前，移友们大多处于终末期肝病阶段，可能存在门静脉高压带来的上消化道出血、大量腹水等症状，甚至于还存在肝性脑病或消化道溃疡等合并症。这些症状都将明显影响患者的食欲和食量，甚至于需要限制饮食或禁食（如肝性脑病需要限制蛋白摄入，上消化道出血需要禁食等）。因此，大部分受者在肝移植术前的饮食都是极其受限的，所以，饮食才会备受肝移植术后受者的关注。

（3）饮食对肝移植术后受者依从性起着重要的影响：肝移植术后受者需要长期服用免疫抑制剂以预防移植物排斥反应，此外，部分移友们还需要服用利胆药、抗病毒药、保肝药及抗凝药等，因此，术后的饮食往往会给移友们服用药物的依从性带来一定影响，如服药前后的空腹限制（这也是一日服用一次的缓释型免疫抑制剂得以重视的主要原因之一）、晚餐对服药时间的影响等。如果不注意饮食，经常会导致服药不及时或遗忘，长此以往，则易导致移植物功能出现异常或出现其他并发症，如乙肝复发、消化道溃疡等。因此，尽量减少饮食对药物的影响而提高受者依从性，是肝移植医务工作者的努力方向（如研制缓释制剂或尽量减少药物的使用），同时，也是移友们术后格外重视生活中饮食的重要原因之一。

（4）饮食对肝移植术后移植物功能具有一定影响：在我国的传统中医药学理论里，有句老话，"药食同源"，日常饮食中的很多食物都存在一定的药用价值，而在肝移植领域，大家最关心的就是哪些食物会影响免疫抑制剂的血药浓度或导致肝肾及胃肠道等重要脏器的功能损害等，所以，经常会提出疑问"××食品能不能吃？会不会影响血药浓度？会不会导致肝肾损害？"等，这些疑问严重影响着移友们术后的生活质量，也促使移友们术后格外重视日常饮食。

5.10.2　饮食的基本原则及注意事项

首先，饮食应该遵循一般人群的健康膳食原则，如世界卫生组织（WHO）发布的最新健康膳食建议：低糖、低盐、低脂肪、低碳水化合物、高维生素和适量的优质动物蛋白，以及荤素搭配、品种多样、少吃多餐，维持理想体重，具体包括如下几个方面：

（1）每天至少400g的水果和蔬菜，以及豆类（例如扁豆、豆角）、坚果和全谷物（如未加工处理的玉米、小米、燕麦、小麦及糙米等）等食物，而土豆、红薯、木薯和其他根类淀粉性食物，则不包括在水果蔬菜中。

（2）低糖：游离糖摄入应低于10%的总能量，约50g，大多的游离糖是通过制造商、厨师或者消费者加入食品中的，也天然存在于蜂蜜、糖浆、果汁和浓缩果汁中。

（3）低脂：脂肪摄入量低于总能量的30%，不饱和脂肪（如鱼、牛油果、坚果、向日葵、菜籽油和橄榄油）要优于饱和脂肪（如肥肉、黄油、棕榈油、椰子油、奶油、奶酪、酥油和猪油），不建议食用工业反式脂肪（如存在于加工食品、快餐、零食、油炸食品、冷冻食品、披萨饼、馅饼、饼干、人造黄油和涂抹酱中）。

（4）低盐：每天小于5g的食盐（相当于大约1茶匙），如面线、油面、甜咸蜜饯、甜咸饼干等含钠量高，应少食。

（5）食品安全及卫生：关键是避免腹泻（肠道感染或生冷刺激）以及食物过敏，如避免食用变质过期的食物，避免食用卫生条件不合格的食品，避免食用腌、熏、酱制品及煎炸食品，谨慎食用海产品的虾、蟹等贝壳类食物，谨慎食用生冷食品及"怪异"的食品。

（6）避免食用影响机体免疫功能的食品：避免食用可能提高机体免疫功能的食品，如蜂皇浆、人参和鹿茸等，以免诱发移植物排斥反应；可以食用木耳、枸杞、红枣、海参、蘑菇及香菇等食物，避免食用可影响免疫抑制剂药物浓度的食品，如西柚、葡萄柚（可提高免疫抑制剂的血药浓度，尤其是

FK506，但注意，不是"葡萄"，而是"葡萄柚"）以及高脂肪食物，可降低 FK506 吸收或消化不良导致腹泻。

（7）谨慎食用影响胃肠功能的食品：移友们的饮食宜清淡，谨慎食用油腻、油煎、油炸及辛辣食品、咖啡及茶等，易刺激胃肠蠕动导致腹泻，谨慎食用红薯、木薯及豆制品等，易导致腹胀，以及切忌暴饮暴食。

（8）避免食用增加肝脏或肾脏负担的食品：谨慎饮酒及避免服用任何"不必要"的药品或"所谓"的保健品。所有的药物都要经过肝脏或者肾脏代谢，因此，肝移植术后的朋友们应该尽量少地服用药物或保健品，如确实想服用，建议咨询肝移植医生。

（9）谨慎服用影响免疫抑制剂药物浓度的药品：由于免疫抑制剂血药浓度变化可能导致肝移植受者出现严重感染或急、慢性移植物排斥反应，因此，肝移植受者有必要了解其他药物对免疫抑制剂血药浓度的影响，避免服用该类药物。以他克莫司、环孢霉素为例，该类药主要由肝细胞色素 P450 系统代谢，且对其抑制作用较强，因此，抑制或增强细胞色素 P450 系统的药物均可能影响其血药浓度。

体外试验证实，下列药物可能是该类药代谢的潜在抑制剂而提高其血药浓度：可的松、麦角胺、红霉素、孕二烯酮、炔雌醇、雄激素、地尔硫草、氟康唑、酮康唑、米康唑、咪达唑仑、尼伐地平、奥美拉唑、他莫昔芬和异搏定；而部分药物可诱导细胞色素 P450 系统代谢从而降低该药的血药浓度，包括巴比妥类、苯妥英、利福平、卡马西平、安乃近和异烟肼等。

（10）避免服用增加免疫抑制剂副作用的药品：由于不同

免疫抑制剂的副作用各有不同, 如他克莫司及环孢霉素的副作用有肾脏毒性、高血压、高血糖、潜在神经毒性、肝脏毒性及消化道不良反应等, 因此与可能导致此类不良反应的药物联用时, 应注意密切监测其毒性作用, 如肾毒性药物(氨基糖苷、两性霉素 B、旋转酶抑制剂、万古霉素、复方磺胺甲噁唑和吲哚美辛等非甾体类抗炎药)和神经毒性作用药物(阿昔洛韦、更昔洛韦等), 而服用雷帕霉素则容易导致的口腔溃疡和高血脂等不良反应, 服用霉酚酸酯可能导致的粒细胞减少症和胃肠道不适等不良反应, 以及服用糖皮质激素可导致的高血糖、高血脂及骨质疏松等副作用均值得注意, 移友们都应该避免与可能导致上述类似不良反应的药物联用。

5.10.3 给特殊移友们的建议

随着肝移植技术的日益发展, 长期存活的移友们越来越多, 由此导致的远期并发症也逐渐增多, 尤其是高脂血症、高血压、糖尿病、骨质疏松症及高尿酸血症等与免疫抑制剂相关的代谢并发症, 在此, 给这些特殊移友们饮食方面的建议如下:

(1)控制体重: 肝移植术后的朋友们宜适量增加优质蛋白质的供给, 如鱼、禽、蛋、瘦肉等动物性食物; 成人每天每千克体重摄入 1 ~ 1.2g 蛋白质(慢性移植肝功能损害者, 0.5 ~ 0.6g), 儿童每天每千克体重 2 ~ 3g 蛋白质, 同时强烈建议移友们, 将自身的体质指数(BMI)控制在 18.5 ~ 23.9kg/m^2 之内。

(2)高脂血症: 肝移植术后的朋友们的饮食宜清淡, 多食用新鲜蔬菜水果,但由于脂类是人体代谢所必需的重要物质,仍需要长期食用,但应该限制摄入量,午餐时多进食肉类,量不宜超过200g,在早餐或晚餐时补充少量的牛奶和鸡蛋,烹饪时以植物油为主,动物性油脂尽量少用,同时,减少食用动物内脏、蛋黄、软体鱼、乌贼等。

（3）高血压:高血压是长期服用免疫抑制剂的常见并发症之一,饮食方面的预防方式主要是控制体重、戒烟、限酒及限制盐的摄入,如减少膳食脂肪的摄入,低盐、低脂和低糖饮食,以及限制咖啡因的摄入量。

（4）糖尿病:糖尿病也是长期服用免疫抑制剂的常见并发症之一,糖尿病不仅对心血管系统有影响,而且会影响移植肝的功能和肾脏功能,并增加移植物排斥反应的概率。饮食提倡多样化和均衡化,尽量避免食用油炸的食物、多选用绿叶类蔬菜、限制调味品中糖的含量、少食多餐、细嚼慢咽、戒烟及戒酒等,必要时,需要服用降糖药物或皮下注射胰岛素以积极控制血糖水平。

（5）骨质疏松症:免疫抑制药物的使用会抑制钙质吸收,增加钙质流失,时间长了就会导致骨质疏松症,故应注重预防和避免摔倒。饮食方面可注意补充钙质、维生素D（食物来源有鱼类、瘦肉、蛋黄、动物肝脏及谷物等）以及适当接受紫外线照射（受紫外线的照射后,人体内的胆固醇才能转化为维生素D,机体才能有效利用钙;但由于长时间照射紫外线可增加患皮肤癌的风险,所以建议做好防晒措施,且日晒时间以早上10点之前或下午3点之后为宜,长度为20～25分钟即可）,必要时,骨质疏松症患者应该服用治疗骨质疏松症的相关药物进行治疗。

（6）高尿酸血症：高尿酸血症也是肝移植术后常见的代谢并发症之一，而且与日常饮食密切相关，其预防措施在于适当限制蛋白质及脂肪的摄入量（蛋白质以每日每千克体重 1g 为宜；选用含脂肪少的动物性食品，少油烹饪）、多食蔬菜和水果、多饮水（每日摄入量可在 3000ml 以上，以促进尿酸盐排出）、限制摄入酒类及刺激性的调味品等。

此外，嘌呤的摄入量则应低于 150mg/d，禁食高嘌呤食物（每 100g 食物含嘌呤 100 ~ 1000mg）有肝脏、肾、胰、脑等动物脏器以及浓肉汤、鸡汤、肉浸膏、沙丁鱼、鱼子等（对含嘌呤高的食品，食用时先加水煮炖，弃汤食之或反复煮炖弃汤食之），谨慎食用含嘌呤中等的食物（每 100g 食物含嘌呤 75 ~ 100mg），如鱼类（鲤鱼、鳕鱼、大比目鱼、鲈鱼、梭鱼、贝壳类、鳗鱼及鳝鱼）、肉食（熏火腿、猪肉、牛肉、牛舌、小牛肉、兔肉、鹿肉）及禽类（鸭、鸽子、鹌鹑、野鸡、火鸡）；推荐食用无嘌呤或含低嘌呤食物，如精粉、大米、苏打饼干、馒头、面包、奶类及奶制品、蛋类、各类油脂、水果、干果、糖及糖果、胡萝卜、芹菜、卷心菜、黄瓜、茄子、西红柿、西葫芦及土豆等。

5.10.4　移友饮食的三项基本原则

基本原则之一：分清楚"到底哪些食物可以吃？"临床上，总会有移友或家属们有疑问：×××能不能吃？实属"杯弓蛇影"的做法。

　　如果吃了×××就有生命危险的话,那应该是属于"毒物"才对,而不会出现在寻常百姓家餐桌上成为大家的"食物"吧。因此,对于日常生活中的绝大部分食物而言,移友们都是可以吃的,包括上述的蘑菇、辣椒和海鲜等。

　　基本原则之二:弄清楚"到底为什么有些食物不能吃?"就如同"有些人很能吃辣椒,而有些人却压根无法忍受辣椒"抑或是"有些人会对海鲜过敏"一样,移友们也需要结合自身情况来选择适合自己"胃口"的食物,以免出现腹泻或过敏。

　　而对于那些卫生条件或烹饪条件欠理想的食物,如生、冷、炸、烤、熏及腌类食物,移友们还是"适可而止"为妙,以免出现胃肠道不适,甚至腹泻等。此外,对于某些可能影响肝脏功能的食物(如酒类)或药物(尤其是成分不明的中成药或存在肝损害的药物)最好是不要贪图美味而增加移植肝的负担。

　　基本原则之三:记清楚"凡事(食)有个度,过犹不及"。对于移友们的术后生活质量而言,"恢复正常的饮食习惯,拥有享受美食的权力"非常重要。因此,建议各位移友及家属,当具体到个别食物上的时候,大家没有必要纠结太多,只要是在食品安全能够得到保障的前提下,适量品尝,每餐的进食总量应该适度,六七分饱即可;每餐进食的单类食物应该适量;特种食材的进食频率应该适量,如茶叶或咖啡等。

5.11　肝移植与人乙肝免疫球蛋白

目前在我国，乙肝复发仍然是影响肝移植术后受者长期存活的重要因素之一，而在肝移植术后乙肝复发的预防方案中，人乙肝免疫球蛋白（Human Hepatitis B Immuno Globulin，HBIG）仍然是预防肝移植术后乙肝复发的主要药物，使得HBIG成为了一个移友们十分关心和在意的药物。

5.11.1　HBIG 的重要性

首先，乙肝相关性终末期肝病仍然是目前我国肝移植手术的主要适应证，约占70%。据《2016中国肝移植注册年度科学报告（CLTR）》统计，成人肝移植受者中，71.61%与乙型病毒性肝炎（Hepatitis B Virus，HBV）有关。由此可见，在我国，乙肝相关性肝病仍然是肝移植的最主要，也是最重要的适应证，而作为肝移植术后乙肝复发预防方案中的重要药物之一，HBIG也就理所当然地"被"移友们格外重视。

其次，在接受肝移植手术之前，很多移友都已经"饱受"多年的"慢性乙肝–肝纤维化–肝硬化"肝病三部曲的"折磨"，而在经历痛苦的肝移植"肉体"磨难、精神及心理的巨大压力，以及经济上的大额"付出"之后，移友们也就自然会格外重视预防肝移植术后乙肝复发的治疗方案了。

此外，在全国范围内，几乎每天都有医院进行肝脏移植手术，每天都有新的移友"诞生"，而这些移友和家属们对肝移植相关知识的了解都需要"从零开始"。无论是 HBIG，还是核苷类似物，还是他克莫司……所有这些移植相关知识都需要移友和家属们慢慢学习和了解，而且，他们也未必有机会了解到相关的知识，也就容易对 HBIG 产生多方面的疑问了。

最后，因为医患之间的交流存在着诸多障碍，抑或是主管医生无法将 HBIG 相关情况进行详细地讲解，抑或移友们知识水平有限而无法理解 HBIG 相关的专业知识，使得总是会有新的移友们对 HBIG 产生各方面的疑问了。

5.11.2　HBIG 的种类和使用方法

HBIG 是一种从高滴度乙肝表面抗体（抗 –HBs）的血浆中筛选出来，后经过生物浓缩工艺制成的血液制品。因此，人体在被动地接受这种高效价的外源性抗体（只是针对 HBV 的抗体）之后，HBIG 能与乙肝表面抗原（HBsAg）特异性结合，在短期内迅速起效，中和并清除血清中游离的 HBV，从而使机体迅速获得被动保护免疫而避免 HBV 感染或预防肝移植术后 HBV 复发。

目前肝移植受者术后使用的 HBIG 主要分为两种，一种为静脉点滴制剂，多为 2000IU/ 支：供静脉点滴使用，效果维持时间较长，以维持滴度水平不低于 100IU/mL 为例，一般为 20 ～ 40 天不等；一种为冻干粉制剂，多为 100IU、200IU 或

400IU/ 支:供肌内注射使用,效果维持时间较短,以维持滴度水平不低于 100IU/mL 为例,一般为 7 ~ 10 天。

至于 HBIG 在肝移植受者中的使用方法或注射间期(即多长时间注射一次 HBIG),目前多认为,应根据下次注射 HBIG 之前所测得的体内 HBIG 水平决定,然而,这句话又包括了以下几方面的含义:

首先,HBIG 的注射间期与受者体内的 HBIG 滴度有关,只需要注射 HBIG 后能够达到预防 HBV 复发即使得体内的 HBIG 维持在一定的有效水平,而与 HBIG 是静脉点滴还是肌内注射无关。

其次,为了预防 HBV 复发,不同受者所需 HBIG 的水平也是不同的,这与受者的术前 HBV 感染状态、供体 HBV 感染状态,尤其是供体 HBsAb 和(或)HBcAb 的水平、受者术后 HBV 预防方案(如核苷类似物单一预防方案或核苷类似物联合 HBIG 的预防方案)以及受者术后存活时间等诸多因素都有关。一般来说,受者术后存活时间越长,体内 HBV 被抑制的时间就越长,HBV 复发的风险也将逐渐降低,其对 HBIG 滴度的要求也就越低,因此,不同受者术后接种 HBIG 的间期也是不同的。

最后,检测 HBIG 滴度的日期应该在下次注射 HBIG 的日期之前,而且是越近越好,最好是在下次注射 HBIG 的当天清晨采血,这样的话,所采血样中所含的 HBIG 滴度水平才是受者体内 HBIG 的最低水平值(保险值),才能作为是否调整 HBIG 注射间期的参考,此原理与空腹采血检测他克莫司血药浓度相同。

否则，在刚刚注射过 HBIG 的血样中，其 HBIG 滴度水平肯定偏高（实际上是"虚高"），就容易使得临床医生误认为受者体内 HBIG 水平较高而延长 HBIG 注射间期，长此以往的话，就容易导致受者体内 HBIG 总是低于目标水平（预防效果下降），从而容易导致 HBV 复发！

5.11.3　注射 HBIG 的注意事项

HBIG 是血液制品，因此，在肝移植受者使用 HBIG 的过程中，可能会存在以下常见问题：

（1）HBIG 的常见副作用：静脉滴注大剂量 HBIG 时，有可能会发生恶心、皮疹、风疹、红斑、关节痛、注射局部疼痛及过敏等不良反应，不过，使用抗组胺类药物和普通止痛药配合使用，一般就能有效避免或控制以上症状；

（2）警惕 HBIG"汞中毒"现象：如果在短期大量接受高剂量静脉滴注 HBIG，还可能导致体内血浆汞浓度升高，而出现偏执、说话困难、双手震颤等"汞中毒"的症状；

（3）HBIG 来源不足且价格高昂：由于国家对"献血"行为管理的日益严格和规范，使得血液制品产量减少，而且，国家对血液制品价格控制很严，使得 HBIG 生产厂家的利润空间有限。因此，大多数厂家都控制了生产数量，从而导致 HBIG 货源紧缺，另外，国内大部分城市都没有将 HBIG 纳入医保报销范围，所以，移友们承担 HBIG 的医疗费用普遍是核苷类似物的 5 ~ 10 倍；

（4）血液传播性疾病的感染风险：尽管献血员都需要经

过严密的筛查,但毕竟仍存在感染经血液传播疾病的风险,如潜伏期的丙型肝炎、梅毒或艾滋病等;

(5)肝移植术后如果单纯使用 HBIG 预防 HBV 复发,一是预防效果较差,因为,如果没有核苷类似物抑制 HBV 的话,在使用免疫抑制剂的前提下,受者体内的 HBV 将得到快速而大量的复制,远远超过 HBIG 的中和速度;二是可能会导致 HBV 变异,产生 HBV 免疫逃逸株,进一步加大肝移植术后 HBV 的防治难度。

5.11.4　HBIG 的使用期限

正是由于 HBIG 的诸多"缺陷",使得经常有移友和家属会提出类似以下的疑问:HBIG 到底应该用多长时间?什么时候能够停用 HBIG? 对于这类问题,需要从以下几个方面来考虑:

首先,截至目前,肝移植术后预防 HBV 复发的标准方案仍然为核苷类似物联合 HBIG 的联合方案,从这个角度来看,肝移植术后的 HBIG 应该长期维持使用。换句话说,应该终生使用直到 HBV 复发或受者死亡,只不过,HBIG 的目标滴度会随着术后存活时间延长而逐渐降低,HBIG 的注射间期也就逐渐变长;国内外已有多项研究证实了,肝移植术后无 HBIG 的预防 HBV 复发方案(即单一核苷类似物的预防方案)亦具有与联合方案类似的预防效果。

其次,对于术后 HBV 复发风险偏低的肝移植受者(即术前 HBV-DNA 为阴性且没有 HBV 基因突变,供体 HBsAb 为阳性或术后存活时间超过 2 年等）而言，可以尝试考虑停用 HBIG，不过，应该继续使用恩替卡韦（Entecavir，ETV），富马酸替诺福韦二吡呋酯（Tenofovir Disoproxil Fumarate，TDF）或替诺福韦艾拉酚胺（Tenofovir Alafenamide，TAF）等具有 HBV 高耐药基因屏障的核苷类似物预防 HBV 复发。并且，建议积极尝试接种乙肝疫苗以建立 HBV 的主动免疫，而且在停用 HBIG 后到成功接种乙肝疫苗之前的这段时间内，受者都应该定期检测乙肝相关化验以尽早发现有无 HBV 复发，如果复发，赶紧联系主管医生，重新进行积极抗病毒治疗或有无产生 HBsAb，如果通过接种乙肝疫苗而产生抗体，那么，在你的余生里，基本就可以远离"HBIG 与 HBV"了。

再次，对于术后 HBV 复发风险较高的肝移植受者（即术前 HBV-DNA 为阳性或已出现 HBV 基因突变，供体 HBsAg 为阳性或术后存活时间不超过 2 年等）而言，还是建议继续使用核苷类似物与 HBIG 的联合预防方案，毕竟，随着术后存活时间的延长，HBV 复发的风险自然也就逐渐降低，届时再停用 HBIG 也不迟。

最后，由于每个移友的具体情况（HBV 感染情况、经济承受能力及对 HBV 复发的认知水平等）都各有不同，所采取的 HBV 预防方案也应有所差异，因此，对于移友们而言，肝移植术后 HBV 复发的预防方案，也应该"因人而异"，或者说是"个性化治疗"，建议多与主管医生保持联系，而不要"人云亦云"。只有主管医生才能掌握最全面的病例资料，最为了解移友的相关情况，才能制定最符合移友自身的治疗方案。

5.12 肝移植术后疫苗接种的事儿

5.12.1 疫苗是什么?

疫苗（vaccine），指用各类病原微生物制作的用于预防接种的生物制品。从定义中，大家需要明白疫苗的三个特征：

（1）来源：疫苗的主要成分往往是来自如细菌、病毒、立克次氏体及螺旋体等各种病原微生物或其代谢产物，而不是植物、金属或塑料等物体（此类物体进入人体后往往导致以物理或化学伤害为主的各种疾病，而非病原微生物所导致的感染性疾病）；

（2）功能：预防传染性疾病，疫苗仅仅可以用来预防如乙肝、结核、麻疹及狂犬病等传染性疾病，而对糖尿病、心脏病、骨折及肝囊肿等其他类型疾病而言，疫苗是"无能为力"的；

（3）本质：是将病原微生物及其代谢产物，经过人工减毒、灭活或利用转基因等方法而制成的生物制品。

5.12.2 疫苗的作用机理

病原微生物通过呼吸道、消化道、皮肤或血液等途径进入人体之后，机体的免疫系统就将启动"自我保护机制"，对这些外来的病原体进行"无限制"攻击，从而尽可能地保护机体处于健康而非患病的状态；正是由于进化过程中产生了这种"自我保护机制"的神奇能力，人类才能在自然界中的无数竞争性物种中最终胜出并繁衍至今。

也正因为此，人们就利用自身免疫系统的这种特性，对各种病原微生物进行"加工改造"，而制造出预防不同疾病的疫苗，并使得疫苗在不具致病能力的前提下，保留了病原菌的免疫原性(即能够刺激机体形成特异抗体或致敏淋巴细胞的能力)的特性。

因此，当机体接种疫苗之后，免疫系统便会产生一定的保护物质，如免疫激素、活性生理物质及特殊抗体等；而当机体再次接触到相同的病原菌时（即临床发生的相应的感染，此时的病原体呈纯天然的完整状态，具有更强的毒力和繁殖能力），自身的免疫系统便再次发挥"自我保护机制"，依循其原有的记忆制造更多的保护物质，以阻止病原菌的伤害，最终达到预防疾病的目的。

5.12.3 疫苗的分类

一般来说，可以分为活疫苗（activated vaccine）和灭活疫苗（inactivated vaccine）两种：

（1）活疫苗（包括减毒活疫苗）：指用人工的方法使细菌或病毒等病原体减毒或从自然界筛选某病原体的无毒株或微毒株所制成的"活"微生物制剂。

这种疫苗虽然失去致病性（不会导致临床发病），但保留了较强的免疫原性、繁衍能力（具有生长繁殖能力，接近于自然感染，对人体刺激时间较长）和剩余毒力（毒力较初始的病原体减弱很多）。

常见的活疫苗：卡介苗（预防结核病）、脊髓灰质炎（预防小儿麻痹症）、麻疹、风疹、腮腺炎、水痘等疫苗。

（2）灭活疫苗：指通过使用物理、化学或生物工程等人工方法（加热、化学剂灭活、基因工程及提取亚组分等）将免疫原性强的病原微生物进行灭活处理，仅提取所需要的抗原成分而制成的疫苗（由于灭活疫苗已使病原微生物失去活性，因此亦称死疫苗）。

这种疫苗已失去毒力，但仍保持其免疫原性（较活疫苗更弱）；灭活疫苗不能生长繁殖，与活疫苗相比，其对人体刺激时间较更短，故而往往需要多次重复注射（而为减少注射次数，临床上常常将不同种类的灭活疫苗适当混合，组成联合疫苗，如百白破疫苗等）。

常用的灭活疫苗：乙型肝炎、甲型肝炎、伤寒、百日咳、白喉、破伤风、流行性感冒、狂犬病、斑疹伤寒、流行性脑脊髓膜炎菌苗、乙型脑炎等疫苗。

接种反应：由于疫苗都具有免疫原性，因此任何人在接种后都有可能出现一定的"感染"症状，但不要太担心，发生严重接种反应的比例是很小的，而且，只要及时进行医学治疗，均可康复。

疫苗接种的不良反应：据"全国疑似预防接种异常反应监测信息管理系统"报道，2005—2009 年全国乙肝疫苗疑似预防接种异常反应共有 2836 例，发生率仅为 16.17/100 万，其中仅有 185 例，即 4.76% 属于"偶合症"（指接种疫苗者在接种时正处于某种疾病的潜伏期或前驱期，接种后爆发出来，但实际上却与注射疫苗完全无关的病症）；而 1991—1998 年美国疫苗异常反应报告系统有 1771 例接种乙肝疫苗后的新生儿出现 AEFI，其中 18 例（1.01%）死亡，尸检结果亦证实，均与接种乙肝疫苗无关。

所以说，疫苗接种是非常安全的（包括乙肝疫苗），大家完全可以放心接种。

5.12.4　写给移友、家属的话

对于肝移植受者、家属而言，需要了解并接受以下三点事实：

（1）肝移植受者需要长期服用免疫抑制药物，因此，肝移植受者的免疫系统功能较普通人更弱，这也是容易出现术后感染并发症及需要接种相关疫苗的主要原因。

（2）疫苗起效的前提之一是机体的免疫系统功能正常（产生相应的保护性物质，如抗体）。从前面所讲疫苗的作用机理来看，只有接种疫苗的机体初次接触抗原后，可以产生相应的免疫应答，这样，再次接触病原体时，自身的免疫系统便会依循其原有的记忆，制造更多的保护物质来阻止病原菌的伤害，最终达到预防疾病的目的。

（3）疫苗分为活疫苗（无致病性，可生长繁殖，毒力弱，免疫原性强）和灭活疫苗（无致病性，不可生长繁殖，无毒力，

免疫原性弱）两大类。

这样，大家应该就可以理解下面这几句话了：

1）肝移植受者可以接种疫苗，但只可以接种灭活疫苗；

2）肝移植受者疫苗接种的成功概率偏低（如乙肝疫苗，正常人的接种应答率超过 90%，而肝移植受者的应答率一般不超过 50%）；

3）接种疫苗并不会导致相关疾病的感染（如前文所述，疫苗没有致病性）；

4）肝移植受者接种乙肝疫苗不会导致乙肝复发；

5）肝移植受者可以反复多次尝试疫苗接种；

6）接种反应可能存在，但完全可以接受；

7）肝移植术后受者可以（允许）接种的疫苗：灭活疫苗（如流感疫苗、乙脑灭活疫苗、百日咳疫苗、脊髓灰质炎疫苗、甲肝灭活疫苗等）、类毒素疫苗（如破伤风和白喉疫苗）和次单元疫苗（如流行性脑脊髓膜炎疫苗、乙肝疫苗、B 型流感嗜血杆菌结合疫苗、脑膜炎球菌结合疫苗、肺炎球菌结合疫苗）；

8）肝移植术后受者不可以（禁止）接种的疫苗：减毒活疫苗，如麻疹疫苗、风疹疫苗、腮腺炎疫苗、甲肝减毒活疫苗、风疹减毒活疫苗、水痘疫苗、卡介苗、轮状病毒疫苗、乙脑减毒活疫苗、炭疽减毒活疫苗等；

9）关于疫苗接种的时间，见表 5-12-1。

表 5-12-1 实体器官移植受者疫苗注射计划表

疫苗分类	疫苗名称	首剂接种最小年龄	接种最小间期	说明	是否需要了解家属既往及近期疫苗接种状态
	乙肝病毒疫苗	出生时	首剂和第二剂，4 周；第二剂和第三剂，8 周	末次接种为出生 6 个月之后	是
	白喉、百日咳和破伤风疫苗	6 周	首剂和第二剂，4 周；第二剂和第三剂，4 周；第三剂和第四剂，6 个月；第四剂和第五剂，6 个月	第四剂接种为出生 12 个月之后；末次接种为 4 岁之后	是
灭活/重组疫苗	灭活甲肝病毒疫苗	6 个月	首剂和第二剂，4 周	对于低龄儿童或甲肝高发区居住者，应考虑接种	是
	灭活脊髓灰质炎疫苗	6 周	首剂和第二剂，4 周；第二剂和第三剂，4 周	末次接种为出生 6 个月之后	—
	B 型流感嗜血杆菌共价疫苗	6 周	首剂和第二剂，4 周；第二剂和第三剂，4 周；第三剂和第四剂，8 周	末次接种为出生 1 岁之后	否
	流感疫苗	6 个月	首剂和第二剂，4 周	应接种灭活三价流感疫苗	是

续表

疫苗分类	疫苗名称	首剂接种最小年龄	接种最小间期	说明	是否需要了解家属既往及近期疫苗接种状态
灭活苗／重组疫苗	肺炎球菌共价疫苗	6周	首剂和第二剂，4周 第二剂和第三剂，4周 第三剂和第四剂，8周	若年龄为12～23个月，建议予以3剂，间隔8周；若年龄为2～5岁，建议单次接种	否
	脑膜炎球菌多糖疫苗	9个月	首剂和第二剂，8周	亦可间隔12周	否
	轮状病毒疫苗	6周	首剂和第二剂，4周 第二剂和第三剂，4周		—
活疫苗／减毒活疫苗	麻风、腮腺炎和风疹疫苗	6个月	首剂和第二剂，4周	必须在器官移植手术前至少1个月接种	是
	水痘疫苗	6个月	首剂和第二剂，4周		是

5.13 肝移植受者的"诗和远方"

5.13.1 工作或学习

目前，国内的绝大部分肝移植受者的年龄都在 30 ～ 50 岁之间，从肝移植手术过程中成功恢复之后，都面临着是否回归工作岗位的选择。随着儿童肝移植手术的大力发展，儿童肝移植受者的数量也将日益增多，这些儿童受者将来的学习和工作也将面临的问题或选择，而对于成人肝移植受者而言，是否回归工作岗位主要取决于移友们术后恢复时间、有无并发症、工作性质及家庭经济水平等具体情况。

一般而言，如果移友们术后恢复顺利，那么，在具有正常的生活自理能力，又没有需要临床处理的并发症，如发热、移植物排斥反应、胆道或血管并发症等的前提下，返回工作岗位是完全可以的。事实上，绝大部分移友们都可在术后 3 个月内返回工作岗位，担心的话，移友们也可以先适应性地返回岗位，如仅部分时间工作，而后根据适应程度及体力的改善，逐渐延长工作时间。

此外，移友们尽量避免从事重体力劳动（如搬运、挖掘或锻造之类）、工作时间长（尤其是需要熬夜的工作）、风险高

（长途运输或高空作业等）之类的工作岗位，同时，避免从事物业装修、垃圾处理等工作环境较差的工作，以免发生"不期而遇"的感染等并发症。

而对于绝大多数的儿童肝移植受者而言，在肝移植术后顺利恢复之后，进入幼儿园或学校等教育机构里学习知识，似乎将是其必然要走的人生之路，就目前的经验来看，儿童肝移植受者上学是没有问题的，但有以下几条建议，仅供参考：

（1）进入教育机构（学校或幼儿园）之前，应完善相关的疫苗接种；

（2）建议入学时家长与教育机构的管理人员进行充分沟通，予以适当保护及照顾；

（3）上学期间，应注意班级里是否存在潜在感染患者，尤其是冬春季节的流感、手足口病或猩红热等呼吸道感染；

（4）上学期间，应教育儿童受者注意自我保护，如注意卫生，避免意外伤害等；

（5）上学期间，家长应协调好儿童每日的服药和饮食以及上学和复查之间的时间安排。

5.13.2 性生活

肝移植术前，受者往往因为长期的慢性肝病原因而导致性欲下降或性功能障碍，而肝移植术后受者顺利康复之后，则往往可以重新拥有性生活欲望，而且性功能也能较术前有所改善，但目前国内的大多数受者都因为过度担心或缺乏正确认识，从而对肝移植术后的"性生活"保持一种"敬而远之"的态度。

然而，性生活是肝移植术后成人受者生活中的重要组成部分，也是肝移植术后生活质量水平得以提高的重要体现之一。大家应该对术后的性生活有一个科学的认知才好，这样才能不辜负肝移植手术所带来的美好生活，所以，对肝移植术后受者关于性生活的建议如下：

（1）重新开始性生活的时限：应根据受者自身感觉而定，建议在术后6～8周开始。

（2）性生活的频率：应以性生活次日的精神及体力不受明显影响为准。

（3）采取安全的性生活方式：由于免疫力下降，对每个肝移植术后受者而言，其获得性传播疾病的风险也更高，而安全的性生活方式应包括：单一的性伴侣；性生活前后，均需清洗私处；使用具有杀精作用的乳胶避孕套；患有生殖器疾患时，应避免性生活；避免肛交等不安全性交方式。

（4）此外，对于肝移植术后的乙肝患者，其性伴侣应检测乙肝病毒以及接种乙肝疫苗以获得免疫能力，而丙肝患者的性伴侣亦需进行相关检测。

5.13.3 宠物

已有诸多研究表明，饲养宠物可缓解肝移植术后受者的生活压力，同时，对其心理及生理方面均有积极作用，尤其对于老龄受者更为重要，但对于服用免疫抑制剂而导致自身免疫力水平偏低的肝移植受者而言，仍有一些事项值得注意，以避免相关疾病风险，尤其是各种病原体的感染或意外伤害等，如：

（1）在与宠物接触后，应彻底洗手，尤其是吃饭、喝水或进食之前；

（2）确保宠物是健康的，应进行定期检查并接受相关检疫，一旦宠物生病，务必尽快请兽医进行诊治；

（3）定期喂养宠物或替宠物洗澡，如宠物是猫，应定期进行爪子的修剪；

（4）应尽可能避免接触宠物的体液（尿液、粪便或呕吐物等），应请他人帮忙处理宠物的分泌物或排泄物，如若不然，应佩戴手套并用消毒剂清理，之后彻底洗手；

（5）避免宠物舔舐脸部，且勿与宠物共用进食用具；

（6）可能的话，不要去清理宠物的垃圾箱，其垃圾箱应至少每月用消毒剂或开水清洗一次，若本人清洗的话，务必戴口罩及一次性手套；

（7）避免清洗鱼缸，若本人清洗的话，务必戴一次性手套；

（8）被任何动物咬伤后，均应立即联系相关医生；

（9）避免接触被遗弃的或生病的动物；

（10）不应饲养以下动物：爬行动物（蜥蜴、蛇和龟类）、小鸡和小鸭、蛙类、仓鼠、豚鼠及鸟类等。

在此，提醒大家，如果您无法接受宠物离去所带来的伤害或无法做到以上注意事项，请不要饲养宠物，否则，无论是对于宠物，还是对于您自己，都是一件"不公平"或"得不偿失"的事情。

5.13.4　旅游

随着国内经济水平逐年提高，人民的生活水平日益改善，外出旅游也逐渐变成了国人日常生活的常见休闲方式之一，对于肝移植术后长期存活的受者也是如此。

而对于这些外出旅游或打算外出旅游的移友们，建议如下：

（1）应该提前咨询一下移植医生，了解相关的注意事项，并强烈建议保存主管移植医生的联系方式。

（2）应结合自身身体条件，制订详细的旅游计划，事先进行详细的行程安排和各方面准备，选择合适的旅游地点（目的地是高原地区，热带地区还是北方寒冷地区呢？强烈建议提前了解目的地的天气及传染病情况以提前做好准备，以及了解当地是否有肝移植医院以防万一等）、安排好行程时间（是2～3天的短途旅行，还是半年左右的长期旅行呢？强烈建议错开自己的复查时间）、选择合适的旅游方式（火车、飞机、轮船，还是自驾游？应根据自身身体及经济条件选择）以及合适的陪同人员（个人，家属，移友们，还是旅游团？）等。

（3）确保旅游期间随身携带有足量的药物，尤其是肝移植相关的药物，建议携带超出行程1周左右的剂量，以免行程改变或发生意外所带来的不便。

（4）切记注意旅行期间的人身安全及饮食安全。

5.13.5 园艺

园艺，简单地说，是指关于花卉、蔬菜、果树之类作物的栽培和繁育的技术，对丰富人类营养和美化、改善人类生存环境有重要意义。而对于部分肝移植受者而言，园艺也许是调节心情、陶冶情操、展现自我魅力及增加生活情调的一种方式，尤其是那些肢体活动能力有限或不喜外出活动的受者更是如此。

考虑到园艺对肝移植受者可能带来的影响，建议如下：

（1）对于术后 6 个月之内的肝移植受者而言，应尽量避免直接接触植物、修剪花草及土壤；

（2）如果皮肤有破损，那么受者则容易感染到土壤中播散出来的微生物，因此，做园艺工作时，务必佩戴手套并勤洗手；

（3）避免接触腐败物、潮湿树叶及堆肥等类物质，其中很可能含有真菌等致病微生物，可导致严重的呼吸道感染或过敏性哮喘等疾病。

5.13.6 个人卫生

（1）尽量少用染发剂一类的化学品，以免引起过敏或其他不良反应；

（2）注意口腔卫生，尤其牙齿的护理；如有假牙，餐后更应认真漱洗，防止来自口腔的感染，如有严重的牙病，在治疗前 24 小时和后 48 小时都应服用抗生素，以防止感染，同时，记得提前告知口腔科医生是否服用抗凝药物，如需进行拔牙等有创操作时，务必提前咨询肝移植医生以了解抗凝药物的处理方式；

（3）注意个人卫生，定期洗澡；

（4）餐前便后洗手，每日清洗手绢和毛巾；

（5）经期妇女应定时更换卫生巾，请不要使用妇女清洁保健用品，因为里面的杀菌成分会破坏局部微环境，而增加感染机会，只要定期用温水进行冲洗即可。

5.13.7　驾驶

根据受者们的术后恢复情况，术后并发症及服药情况，大部分肝移植术后受者都可在术后 4 ~ 6 周重新获得驾驶的能力，但仍建议：

（1）大家先在空旷场地进行适应性驾驶，或在有经验的驾驶人员的陪同下完成首次驾驶；

（2）在驾驶时，务必系紧安全带，必要时，可在腰部下垫一毛巾或小枕头，以缓冲安全带对腹部造成的压力；

（3）切忌疲劳驾驶；

（4）严禁酒后驾驶：尽管说开车不喝酒，喝酒不开车，但移友们还是应该戒酒。

5.13.8　自我监测

肝移植受者往往是一个家庭的核心人物，享受着堪比"大熊猫"的国宝级待遇,但是,移友们也不能把监测自身健康的负担都转移到医生(需要定期回到医院进行常规复查)和家属身上。因此,对肝移植术后的移友们而言,提高自身健康监测水平(尤其是肿瘤情况)对其能否拥有美好的"诗和远方"具有重要的现实意义。

女性患者的自我监测:

(1)妇科检查:建议年龄大于18岁的女性肝移植术后患者每年检查一次,内容应包括骨盆检查(发现子宫的异常)、乳房检查(发现乳房组织的变化)以及巴氏涂片(检测子宫颈的异常)等;

(2)乳房检查:建议年龄在18～39岁之间的女性受者应每3年接受一次专科的乳房检查,必要时应每月自我检测一次;而年龄大于40岁的女性受者应每年接受一次乳房X线检查,并每月自我检测一次;而对于乳腺癌或其他肿瘤家族病史阳性的女性受者,则应在40岁之前接受常规的乳房X线检测。

男性患者的自我监测:

(1)前列腺癌:前列腺癌是男性最为常见的肿瘤之一,其风险因素:年龄,家族史,种族等;前列腺特异性抗原(Prostate Specific Antigen,PSA)及肛门直肠指诊是最常用的用来筛查前列腺癌的两种指标;年龄大于50岁的肝移植术后男性受者应每年筛查一次PSA和肛门直肠指诊,若家族史阳性的患者,则应更早接受筛查;

(2)结直肠癌:结直肠类肿瘤为人类最常见肿瘤的第三位,男性中仅次于前列腺癌和肺癌,女性中则仅次于乳腺癌和肺癌;结直肠肿瘤若早期诊治,其预后较好,但由于其早期症状并不明显，因此，自我筛查更为重要。

若出现：大便量的改变，大便颜色改变，大便性状改变（大便发硬或稀便）及便血等症状，应及时告知主管医生，而对于年龄大于 50 岁的肝移植术后受者，应每年进行一次结直肠癌筛查。

以上就是为各位肝移植受者朋友们所描述的"诗和远方"以及相关的建议，希望大家都能够提高自身"医商"，从而不囿于目前的"苟且"，而在珍惜和享受目前美好时光的同时，畅想今后的"诗和远方"！

参考文献

［1］严律南. 肝脏移植的发展历程 [J]. 中华肝脏病杂志，2004, 12（6）: 323-324.

［2］沈中阳. 卫生健康事业发展 70 年巡礼——天津市第一中心医院肝移植 20 年回顾 [J]. 实用器官移植电子杂志，2019, 7（5）: 327-330.

［3］Martin P, DiMartini A, Feng S, at al. Evaluation for liver transplantation in adults: 2013 practice guideline by the American Association for the Study of Liver Diseases and the American Society of Transplantation[J]. Hepatology, 2014, 59（3）: 1144-1165.

［4］中国肝移植注册中心（CLTR），国家肝脏移植医疗质量控制中心. 2018 中国肝脏移植医疗质量报告.

［5］中国肝移植注册中心（CLTR）. 2015 中国肝移植科学报告.

［6］Mazzaferro V1, Regalia E, Doci R, et al. Liver transplantation for the treatment of small hepatocellular carcinomas in patients with cirrhosis[J]. N Engl J Med, 1996, 334（11）: 693-699.

［7］Yao FY, Ferrell L, Bass NM, et al. Liver transplantation for hepatocellular carcinoma: expansion of the tumor size limits does not adversely impact survival[J]. Hepatology, 2001, 33（6）: 1394-1403.

［8］Zheng SS, Xu X, Wu J, et al. Liver transplantation for hepatocellular carcinoma: Hangzhou experiences[J]. Transplantation, 2008, 85（12）: 1726–1732.

［9］中国医师协会器官移植医师分会，中华医学会器官移植学分会 . 中国肝癌肝移植临床实践指南（2018 版）[J]. 中华普通外科杂志，2019, 34（2）: 190–192.

［10］中国肝移植注册中心（CLTR）. 2011 中国肝移植注册年度科学报告 .

［11］Starzl TE, Marchioro TL, Vonkaulla KN, et al. Homotransplantation of the liver in humans[J]. Surg Gynecol Obstet. 1963, 117: 659–676.

［12］李威，沈中阳 . 我国儿童肝移植的现状与展望 [J]. 外科理论与实践，2014, 19（4）: 292–295. DOI:10.3969/j. issn. 1007–9610.2014.04.005.

［13］郑珊，沈桢 . 儿童肝移植的现状和未来 [J]. 临床肝胆病杂志，2011, 27（7）: 722–725.

［14］Walcott WO, Derick DE, Jolley JJ, et al.Successful pregnancy in a liver transplant patient[J]. Am J Obstet Gynecol. 1978, 132（3）: 340–341.

［15］徐志红，曾蔚越，周容，等 . 肝移植术后足月妊娠并分娩一例分析 [J]. 中华妇产科杂志，2005, 40（4）: 270–271.

［16］Italian Association for the Study of the Liver （AISF）; Italian Association for the Study of the Liver AISF. AISF position paper on liver disease and pregnancy[J]. Dig Liver Dis. 2016, 48（2）: 120–137.

［17］Yu Kanzaki, Eiji Kondoh, Kaoru Kawasaki, et al. Pregnancy outcomes in liver transplant recipients: A 15–year single–center experience[J]. Obstet Gynaecol Res,2016, 42（11）: 1476–1482.

［18］Jabiry–Zieniewicz Z, Dabrowski FA, Pietrzak B, et al. Pregnancy in the liver transplant recipient[J]. Liver Transpl. 2016, 22（10）: 1408-1417.

［19］Gaughan WJ, Coscia LA, Dunn SR, et al. National Transplantation Pregnancy Registry: relationship of transplant to conception interval to pregnancy outcome in cyclosporine-treated female kidney recipients[J]. Am J Transplant, 2001（1 Suppl 1）: 377.

［20］Tran TT, Ahn J, Reau NS. ACG Clinical Guideline: Liver Disease and Pregnancy[J]. Am J Gastroenterol. 2016, 111（2）: 176-194.

［21］中华医学会肝病学分会，中华医学会感染病学分会.《慢性乙型肝炎防治指南》(2015更新版)[J].中华临床感染病杂志，2015, 8(6): 481-503.